劉氏圈療
LIUSHIQUANLIAO
孝慈天下·恩泽你我

刘氏圈疗体系三步法

初级培训教材

陕西刘氏圈疗推广中心研究所 著

中医古籍出版社
Publishing House of Ancient Chinese Medical Books

图书在版编目（CIP）数据

刘氏圈疗体系三步法初级培训教材/陕西刘氏圈疗推广中心研究所著.—北京：中医古籍出版社，2019.3
ISBN 978-7-5152-1782-6

Ⅰ.①刘…　Ⅱ.①陕…　Ⅲ.①外治法-技术培训-教材
Ⅳ.①R244

中国版本图书馆 CIP 数据核字（2018）第 178976 号

刘氏圈疗体系三步法初级培训教材
陕西刘氏圈疗推广中心研究所　著

责任编辑　郑　蓉　责任校对　张凤霞
封面设计　韩博玥
出版发行　中医古籍出版社
社　　址　北京东直门内南小街 16 号（100700）
电　　话　010-64089446（总编室）　010-64002949（发行部）
网　　址　www.zhongyiguji.com.cn
印　　刷　北京博图彩色印刷有限公司
开　　本　880mm×1230mm　1/32
印　　张　4
字　　数　76 千字
版　　次　2019 年 3 月第 1 版　2019 年 3 月第 1 次印刷
书　　号　ISBN 978-7-5152-1782-6
定　　价　32.00 元

前言

1

党的十八大以来，我国的中医药事业得到了快速发展。广大中医药工作者，尤其是民间中医药工作者都有一个强烈的感受——中医药的春天来了！《“健康中国2030”规划纲要》的颁布、《中国的中医药》白皮书的发表、《中华人民共和国中医药法》（简称：《中国药法》）的实施，以及一系列重要举措的推行，推动了中医药产业创新升级，中医药在促进民众健康方面的巨大作用，得到国内国际社会广泛认同，日益生机蓬勃！

国家中医药管理局原局长王国强在中医药创新工作座谈会上提出中医药工作五点启示：“一是再次证明中医药宝库是中医传承创新的源泉，二是准确把握健康需求是中医药传承创新的目标，三是畅通有序的机制体制是中医药传承创新的保障，四是“产、学、研、用”紧密结合是中医药科技创新的催化剂，五是迅速的成果转化是中医药科技创新的落脚点。”

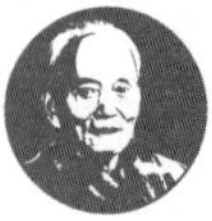

“慢病时代，中医药发展大有作为”。对广大中医药工作者而言，是一个令人振奋的定论！

百舸争流，奋楫者先！

刘氏三步调理法的创立和完善及这部教材的数据积累、验证、编写、修订也恰恰经历了五年。

2

怎样让刘氏圈疗的优势形成合力？怎样把刘氏圈疗外治体系整合为更加清晰明朗简单易操作的方法，让广大患者便于使用，一用就灵，造福更多的人？我们在临证中反复观察总结，以“三步调理法”的创新思路把刘氏传承百年的中草药制剂精华以及圈疗技法整合为一个新的调理治疗体系，并逐步建立了技术标准，使刘氏圈疗紧跟时代步伐，适应慢病时代的需要。

刘氏三步调理法是在刘氏圈疗体系疗法的基础上整合提炼而成，经长期的求索才破茧为蝶。

刘氏圈疗外治体系疗法是刘氏几代人以工匠精神苦苦钻研，经百余年实践验证，在各个时期不断创新不断改进完善的一种独有的民间技法，在业内、民间有着广泛而良好的口碑。刘氏圈疗外治体系疗法包含了揉术、梅花香灸、刘氏自制药膏敷贴、刘氏自制药包、抻筋拔骨操等多种技法，适用于调理治疗慢性病、疑难杂症，尤其是治疗肿瘤、妇科病方面声誉极广。由圈疗发明人刘俊岑研制的“刘氏梅花香”获中华民医高新科研成果荣誉金奖，中华高新知识产权组委会评价其“有较高临床价值和推广意义”；“线绳牵引式排毒法制剂”更是给万千妇女带来了福音，解决了难言之隐，使用者数以千万计，遍布全国各地。

刘氏圈疗推广中心董事长刘应凯以中医创新精神，结合近百年的传承经验，在传统中医理论的指导下把家传技法融会贯通，深度分析研究人体各系统、经脉气血产生“瘀、滞、堵”的过程，以辨证论治、个体个疗的科学态度，发现并总结出从整体生理结构精准调理治疗的综合调理治疗体系，并且建立了完整规范的技术标准，使之成为“简、便、廉、验”且可复制推广的便民疗法，正是当今慢病时代的人民大众的需要。几年来，刘氏三步调理法在北京、深圳、西安、兰州、重庆等许多大城市乃至俄罗斯、韩国大受欢迎，就充分说明了这一点。

作为一个中医药传承的创新项目，刘氏三步调理法具有多重优势：一揉二灸三贴，简单易行，安全绿色，自医自疗，可复制易推广，可调理治疗“人中的病，病中的人”，普遍适用于人们日常保健、健康养生、调理治疗。刘氏三步调理法为治疗慢性病、疑难杂症提供了一条新的途径，经历了实践的检验，跨越了国界和种族，以良好的功效证明其是一种普遍适用的中医创新方法和传承项目，是对新中医药学的创新和贡献。

3

任何一个好的民间中医药技法和创新项目，只有广泛应用

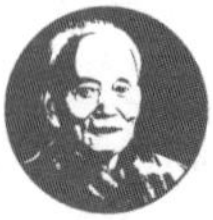

于人民大众的健康事业才有价值。对刘氏三步调理法而言，需要迅速转化创新成果，方能广泛应用于医疗养生保健领域，为全民大健康事业做出应有的贡献。

自 2016 年以来，我们加大推广力度，为全国各地培训技师，传播调理技术，举办二十多期培训班，开通网上会诊，创立“刘氏圈疗微信公益课堂”等一系列举措，使刘氏三步调理法成为慢病时代广大民众抗癌防癌、调治慢性病疑难杂症、养生保健的实用型普及推广项目，社会效益与日俱增。

一种传承、创新的民间技法何以在国内国外受到热切关注？这是因为，刘氏三步调理法不是凭空而来，不是一项单一的新技术、新概念，而是植根于深厚博大的中华岐黄文化土壤，脱胎于刘氏圈疗综合调理治疗体系，紧密结合当今慢病时代特征的一种新型综合调理治疗体系。这种技法包涵一个中医世家几代人的心血、几代人苦心钻研的成果，是几代中医人匠心和智慧的结晶。其手法的锤炼、中草药炮制、制剂的形成，乃至于成千上万次临证过程的思考心得，一点一滴，都是经多年苦修方成。

刘氏三步调理法创新和独到之处在于，把刘氏圈疗外治技法的精华完美配伍组合，把每一步独立的功能与疗效叠加在一起，构成了三步调理法的特殊功效。

无论是中国还是其他国家，大众百姓都需要一种接地气的方法，即简单、低价、方便、易学的方法，一种一学就会、一用就灵、花钱不多的方法。掌握了方法能够自医自疗，这是刘氏三步调理法的普世价值，也是创立刘氏三步调理法的宗旨。

为了使各地加盟店及广大调理师的操作标准化、规范化，方便广大使用者自医自疗，五年来，本中心倾注技术力量积累数据、编写教材，与中医药研究机构、中医药管理机构、中医药学会紧密联系，争取技术上的支持，做到精准规范，每一项技术标准及操作手法乃至取穴给药都经大量临证案例验证。本着易操作可复制推广的宗旨，把家传技法无保留地公之于世，让基层使用者一看就懂，一学就会。

经过五年时间，多次反复修改，《刘氏圈疗体系三步法初级培训教材》终于和大家见面了。

刘氏三步调理法受到社会的广泛欢迎，是慢病时代的需要，是新时代中医改革发展的需要，是《中医药法》实施推广的需要。此教材的发行必将促进刘氏圈疗体系三步调理法这项创新技法的推广应用，给广大民众带来便利，为全面实施《中医药法》，推进新中医改革起到积极的作用。

陕西刘氏圈疗推广中心研究所

目录

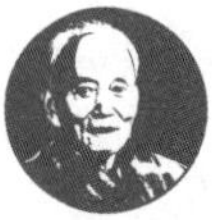

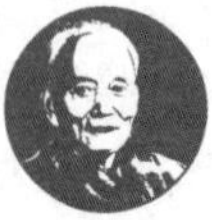

第一章　绪论

一、刘氏圈疗体系三步调理法简介

刘氏圈疗包括一系列刘氏特色的中医外调方法，主要包括刘氏圈疗疗法、梅花香灸法、揉术、药包热敷法、膏药贴敷法、线绳牵引式妇科专用排毒法、抻筋拔骨操等特有技法，是一种以中医药外调法辨证论治为指导，以传统中药和特色技法相结合的新型中医药外调综合疗法体系。在实际应用中，上述疗法可根据需要单独运用，也可灵活配伍综合使用。刘氏圈疗不仅可以用于亚健康和慢性病人群的养生调理，更能有效地调理重大疾病、疑难杂症。

刘氏点按压揉术法、刘氏梅花香灸法、刘氏自制药膏贴敷法三种外调疗法是刘氏圈疗体系中的基础方法，合称为“刘氏圈疗体系综合三步调理法”。三步调理法针对寒、湿、痰根本病因，采用揉、灸、贴综合方法，发挥疏松、疏通、温通、化通作用，打通人体气、血、筋，全面调节血液、淋巴、神经系统，调动激发人体自愈力，解决人体瘀、滞、堵问题，从而使人体恢复和保持健康状态。

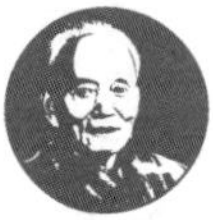

二、刘氏圈疗体系三步法核心理念

刘氏圈疗在传统中医理论基础上，经长期的临床实践，形成了对健康和疾病的独特理解和认识。

（一）气血是人体之本

“气”和“血”是人体生理功能的重要基础。气通血畅，身体安康。气为血帅，血为气母。气对血具有推动、温煦、化生统摄等作用，血对气则具有濡养和运载等作用。血得气而周流循环，气得血以荣阳化生，相助于循环，相辅而化生，灌之五脏六腑，助之经络百骸以供养人体各部，维持机体活动的正常功能，气血充盛，则机体强健。

气与血互相作用产生了人体免疫防御功能。人体的免疫防御功能属于正气的范畴，其既包括机体的天然防御功能，也包括特异性免疫应答。若气血充盈，正气充足，免疫功能多正常，则不易被病原微生物等邪气侵袭；若气血虚损，正气不足，免疫功能多缺陷或低下，则容易被病原微生物等邪气侵袭而导致疾病。

中医所说的“气”，包括下列几种。

真气——也叫元气，是人体的原始之气，是不可再生的资源。元气来源于先天，即在胚胎形成之时，禀受于父母的肾中精气，是元气的先天基础。出生以后，又依赖后天水谷之气的培育，以保持元气的充足。元气藏于肾中，实即为肾气，并以三焦为通道，流布于全身，凡脏腑、经络等组织器官，无所不至。元气的生理功能有二：一是推动和调节人体的生长发育和生殖机能，二是推动和调控各脏腑、经络、形体和官窍的生理活动。

宗气——又名大气，是人体后天的根本之气，积聚于胸中（心肺），故称胸中为“气海”，又名“膻中”。宗气积聚于胸中，贯注于心肺，分布在心与脉、肺和呼吸道。胸中既是宗气生成之处，又是宗气分为营气、卫气输布至全身的出发点，所以宗气是人体后天的根本之气。宗气是由肺吸入的自然界清气和由脾吸收转输而来的水谷精气在胸中相结合而生成，因此，肺的呼吸功能与脾的运化功能正常与否，直接影响着宗气的盛衰。宗气的主要功能有二：一是温养心脉，以维持其运行气血的功能，称为贯心脉以行气血；二是温养肺脏和呼吸道，以维持其呼吸和发声的功能，称为出喉咙而司呼吸。

营卫之气——营气源于脾胃运化的水谷精微，由其中的精华部分所化生，并进入脉中而运行，荣养于全身。营气的功能是化生血液，并营养周身。营气与津液调和，共注于脉中，化生血液，并保持血液量的恒定。营气循血脉流注于全身，到达五脏六腑、四肢百骸，使之均得到营气的滋养，以维持其正常的功能活动。卫气也来源于脾胃运化的水谷精微，运行于脉外，有护卫人体、避免外邪入侵、温养全身及调节腠理的作用。

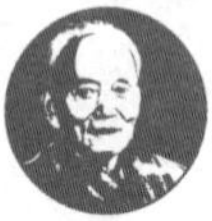

（二）寒湿是百病之源

人体的大多数疾病都是体质寒湿造成。寒、湿、痰是引发体内形成或造成经络、经脉瘀滞、堵塞的基本原因，对气血的流通和生理结构造成了严重的影响和破坏。

刘氏圈疗认为，寒生湿、湿生痰、痰生病。从人整体来看，下肢与骨盆底部是人体最寒凉之处，我们称其为“阴曹地府”。这些部位若出现血管及经脉的阻塞粘连现象，会阻塞人体两大脉系以致累及全身神经、免疫及淋巴系统。若这些系统不通畅，则人体吸收营养、排泄废物的新陈代谢机制不能正常运行。脏腑间的联通受阻，则阳性物质难以在脏腑间进出，难以推动人体中的结节瘀堵，所以局部组织发生病证状态产生“不通则痛”的现象。而这种现象长期发展下去，沙粒状结节、板块样结节就开始堵塞经脉穴道，人体筋脉中阳气阻滞血流不动所形成的瘀堵物甚至板块与人体津液混合就会形成肿瘤，如果再遇细胞钙浓度过量就形成了严重的沉积物堆积，此时，人体的代谢功能就出现了严重的问题。

祛除风、寒、湿邪，一定要调五脏这个根。寒伤五脏，寒气又产于五脏，五脏的气聚在一起人就会生病。五脏里的寒气通常是通过呼吸道、皮肤、二便排出，当这些通道不能及时排出时，就会形成内瘀。刘氏香灸就是利用热效能通过人体皮肤汗腺排除体内风、寒、湿邪。刘氏圈疗从人体元气之根开始调治，人体元气升发，打开经络阻滞，恢复气血平衡、体温正常，使人体的慢性病慢慢消失。

（三）内外通畅是健康之根

中医认为，“经络决生死”，经络不通则气血不畅，产生疼痛和各种疾病。只有解除瘀滞，方能气血畅通。

从现代医学角度来看，祛除寒湿瘀滞，能够让血液、淋巴、神经三大系统顺畅无阻，恢复人体正常的新陈代谢，从而祛病保健。

血液系统：气血通畅，人就很少生病。人之有生，全在气、血、筋三者协调。观强壮之人，外而大气周流，内而气机通畅。若外感六淫或内伤七情，气分阻滞，便会有非常之感。气阻则血滞，脏腑肢骸则不能受其灌溉濡养，机能便会发生种种障碍，疾病丛生。

淋巴系统：是人体的重要防卫体系，与心血管系统密切相关。淋巴系统能制造白细胞和抗体，滤出病原体，参与免疫反应，对于液体和养分在体内的分配也有重要作用。

神经系统：刘氏圈疗在长期的临床实践过程中，发现疾病的产生与背部的敏感神经根关系密切。由于神经根的直接传导，而生成病证。这一神经根系统直接经五脏遍布全身，形成周身上下的网状连接，与人体各系统直接或间接连接作用，导致人体内神经系统的传导受影响，使各组织结构的细胞组织紊乱，引发细胞组织自发地重新组合，久而久之，干扰原有的组织机构秩序，疾病由此发生。在刘氏圈疗三步法中，强调刺激

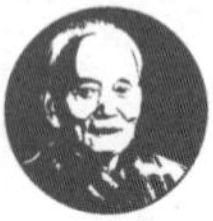

神经末梢，从而打开神经通路。

此外，还有大、小便的通道，汗液的通道。这些通道，既是人体内外、内部各部分之间沟通的通道，又是疾病的通道。刘氏圈疗非常重视这些通道的畅通，只有这些通道都畅通无阻，人体才能少生病，不生病，即使生了病，也可以通过这些通道把病邪“请出去”。

（四）激发和调动人体自愈能力

刘氏圈疗认为，大多数疾病是可以依靠人体自身的自愈能力解决的。为什么很多实际情况却不是这样呢？原因就是人体的免疫力没有被调动，没有充分发挥作用。“三分治，七分养”，面对大多数疾病，药物调治只是补助作用，更重要的是去激发和调动身体的自愈能力。

人体自愈能力是人体健康的根本。无论服西药、中药，都只能对人体病证起到辅助作用，只有提高一个人自身的自愈能力、增强免疫力，才能保证人体健康。刘氏圈疗通过揉、灸、贴，激活穴位，疏通经络，使人体恢复自我调节的能力。刘氏圈疗疗法体系在临证、临床调理治疗大量的案例效果证明，只有人体免疫系统被激活，人体脏腑功能恢复，五脏六腑的工作才会正常循环运转，同时巨噬细胞吞噬病毒的能力加强，T 细胞、B 细胞的识别能力随之增强，白细胞的攻击能力、战斗能力就会增强，疾病自会痊愈。

大道至简。面对复杂的人体，复杂的疾病，反而需要回归最简单最朴素的道理和方法。

（五）内病可以外调

内病为什么可以外调？“因外治之理即内治之理，外治之药即内治之药，所异者法耳。”（吴尚先《理瀹骈文》）

内服药须先从口入胃，经消化系统分别清浊二气，再通经走络，将药气输送至脏腑及全身。这里，药物糟粕无法进入经脉，其传输者，实际上是药物的气味，而非药物本身。

外调法客观来说是通过贴、照、敷、涂、烙、烤等手段，使药物贴于体表穴位，同样能将药物的气味渗透皮肤直通经脉，融化于津液，达到医治内病的目的。人若生病不外乎气滞血凝、阴有寒湿、阳有燥热而已，病邪或从外入或从内生。人体是一个内外统一的有机整体，表、里、内、外、上、中、下，四肢百骸是不可分割而相互联系的，内为阴、外为阳，互为因果，阴中有阳，阳中有阴，知阴见阳，反之亦然。内脏疾病必现于体表，体病必波及内脏，治阴由阳入手，通阳便治阴。

内服药、外调法，其实都是本着活血化瘀、通经活络，让身体各部位舒展开的目的。服药往往是按倒葫芦漂起瓢，顾此失彼，而配伍组合系列疗法是对全身进行协调。首先从气血开始，从元气打通血道，然后分步骤进行调理，促使体质发生变化。

刘氏圈疗三步调理法都是在体表外的脏器反应区点位上，

主要作用于人体最大代谢器官——皮肤，通过透皮吸收，激活人体自身的免疫系统，并通过经络促进气、血、津液的生成和供给，从而促进人体、脏腑器官通道（经脉）的疏导和自我修复功能，起到行气活血、利水除湿、化瘀祛堵的功效，提升自身元阳真气，增强体质机能，解决体质病证根源，祛除阴邪寒湿之气，达到脏腑同调、平衡体质的目的。

（六）小腿是第二心脏

动脉血液运行靠心脏的推动作用。对于静脉血液来说，肌肉收缩产生的压力是至关重要的动力之一，腿部经脉血液的回流主要靠小腿肌肉的收缩来完成。

小腿是“承重墙”，人一生中一半以上的活动和能量消耗都要靠小腿完成。人老腿先老，老人容易跌倒就与小腿功能减弱有关系。

小腿是“交通要道”，人体50%的神经、血管、血液都在双腿。小腿上还分布着60多个穴位以及足三阳经与足三阴经这些重要的交通要道，维护着气血的上行下行。

小腿是“保健重镇”，小腿经络多，穴位多，按摩小腿就像按摩五脏六腑一样。

小腿像“嘴巴”一样可以吃药，因为全身皮肤中，耳后和背部的皮肤相对较薄，小腿部次之。但小腿部的面积相对较大，血管更多，更适合用于透皮吸收。小腿皮肤厚度仅是足底的1/5，面积和血管数量却是足部的4～6倍，腿疗其实比足疗功效更好。

小腿是“疾病的反应区”，比如小腿抽筋可能与缺钙有关，肿胀说明脏腑有疾病，发凉意味着体质虚寒等，并且老年人更容易腿沉，腿乏。

正因为小腿对于生命、健康、养生的重要性，刘氏圈疗疗法十分重视对小腿的保养。人体下肢容易受寒、凉、湿气的影响，使下肢血液温度下降及血压变低，对回流到心脏的血液有影响，所以调理小腿等于调理心脏。

三、刘氏圈疗体系三步调理法作用机理

三步调理法主要作用是疏松人体经络，经皮肤渗透吸收梅花香和刘氏自制药膏的药力，共奏疏松筋骨、化瘀活血、软坚散结、疏通经络、平衡阴阳之效，最终目的是激发和调动人体自身免疫力，提高人体自身的战斗力和防御力，以达到治病养生的目的。

第一步：刘氏揉术——在传统中医按摩、正骨、推拿技术基础上，融合家传手法之精髓，在长期临证实践中探索创新的独特手法。以揉术对全身或局部进行疏松，分解粘连，使损伤组织得以康复；散结清堵，调理筋骨，修复错位；提升局部血液循环流通，平衡体质温度；使机体放松，使痉挛的肌纤维松弛恢复弹性。揉术的同时研究判定香灸部位。

第二步：刘氏梅花香灸法——利用梅花香燃烧产生的热旋力、热效应激发病灶处经络气血运行，反复深灸病灶和筋、经

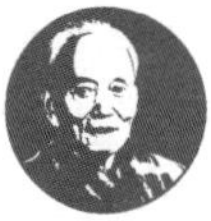

脉结粘连处，使深层关节寒湿结节转阴为阳。药气随香灸层层渗入，通经脉、和气血、平衡阴阳、软坚散结、疏通经络、脏腑同调、祛湿排毒。

第三步：刘氏自制药膏贴敷法——对局部或整体贴膏。把药膏涂在专用的具有透气功能又是辅助药引的麻纸上，利用麻纸的柔韧性，紧贴皮肤表层各个部位，包括各穴位点，使多种中药组合方剂的药性通过皮肤渗透直接用药和传感药气直达病灶，再经膏药的吸附作用，进一步软坚散结、消炎止痛、化瘀活血。

三步疗法效果层层递进，互补互促，构成完整的外调调理治疗方案。首先通过揉术让经脉和粘连结节从休眠、沉僵状态中激活，然后用梅花香灸将外来的正气能量（药物效应及温热灸等）通过刺激穴位直达病灶，先温后热，散寒祛湿，活血化瘀，再按经脉走向贴膏，使药物透皮吸收，直达病灶，以巩固、增强揉术、梅花香灸的功效。

四、适应证

“一揉二灸三贴”，简单易行，安全绿色，自医自疗，可复制易推广，可调理治疗“人中的病，病中的人”，满足人们日常保健、健康养生、调理治疗所需，普遍适用于正常人群养生、急性病证、慢性病、肿瘤及疑难杂症等的调理和康复。

五、学习目标与方法

通过本教材的学习，应了解刘氏圈疗三步法的发展历程和核心理念，熟练掌握揉术、香灸、膏贴的基本原理、基本手法、操作技术、注意事项和常见问题处理，掌握常见病证的三步法调理技术。

刘氏圈疗三步法是在实践中总结、在实践中发展的技术，在学习时，除了掌握书本理论和基本原理外，应在老师指导下，以基本手法和操作技术的实际操作能力练习为重点。

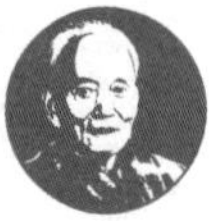

第二章　刘氏揉术

一、传统中医推拿按摩机理的现代研究

刘氏揉术是在传统中医推拿按摩的基础上发展而来的，在作用机理上与传统中医推拿按摩有一定的共通性。下面简述一些传统中医推拿按摩作用机理的现代研究发现。

（一）活血化瘀

瘀血是因血行失度使机体某一局部的血液凝聚而形成一种病理产物，而这一产物在机体内又会成为某些疾病的致病因素。推拿按摩通过手法作用于体表和深部肌肉，促进血液流动，改善血液流变。其中，主要的作用机理有以下几点。

1. 通过手法的直接作用，松弛血管的平滑肌，扩大血管径。

2. 通过手法的作用，一方面降低交感神经的兴奋性，另一方面促进血液中游离肾上腺素、去甲肾上腺素的分解、排泄，从而促进小动脉血管径扩张，而降低血流阻力。

3. 手法对躯体外表的压力和手法操作时产生的摩擦力，可大量地消耗和去除血管壁上的脂类物质，从而对恢复血管壁的弹性、改善管道的通畅性、降低血流阻力起到良好的作用。

4. 通过适当部位的揉术手法，可以改善患者的心功能，提高心肌的氧供。

5. 局部揉术可以使毛细血管的开放量增加。

（二）舒经通络

肌肉的粘连与结节均属于软组织疾病的范畴，其中肌肉粘连是由于长时间不活动，导致皮肤与肌肉粘在一起，活动时肌肉带动皮肤导致疼痛及活动不灵活；肌肉结节则是出现在真皮或皮下组织的圆形或椭圆形的局限性坚实团块，初起时皮下结节仅可触摸，随着结节增大，较大或表浅者可隆起（高出皮面），较小或较深者则不隆起，可自米粒至胡桃大，可吸收或破溃形成溃疡，愈后留有瘢痕，常见于表面或肌肉里面。肌肉的粘连、结节、紧张，甚至痉挛、经络不通、局部麻木不仁、疼痛是推拿常见的适应证。

推拿可通过运动关节类手法拉长受损的肌肉，从而消除肌紧张、痉挛。手法使局部组织温度升高，亦可使肌紧张、痉挛得到缓解。推拿还可起到镇静、镇痛作用，缓解疼痛导致的肌紧张、痉挛，达到舒筋通络的作用。

炎性介质的刺激是引起疼痛的主要因素。由于多种原因引起的炎性反应，在病灶周围产生大量的炎性介质，如缓激肽、5-HT、前列腺素、血小板激活因子、P 物质等，这些炎性介质也是强烈的致痛物质。推拿手法的局部操作加快了炎性介质与酶的接触，从而使之受到破坏，局部浓度降低而达到止痛作用。

（三）理筋整复

推拿可以通过手法直接力的作用进行理筋整复，使各种组织各守其位，经络关节通顺。揉术对于急性筋伤（即筋在结构、位置、性质方面的异常）和慢性筋伤（即粘连所致的筋性改变）均有较好的调理效果。通过推拿，可以行气活血，促进血液循环，从而达到散瘀消肿的目的。

（四）对皮肤的作用

1. 产生组织胺或类组织胺物质，改善皮肤血供及营养。

2. 增强皮肤代谢，改善皮肤呼吸、分泌，促进皮肤衰老细胞脱落。

3. 升高局部皮温0.5℃～1.5℃。

4. 刺激皮肤中的神经末梢产生镇痛和调整内脏机能作用。

（五）对肌肉的作用

1. 使肌肉中闭塞的毛细血管开放，增强肌肉血供，提高肌肉工作能力。

2. 增强肌群血供，且使血糖含量增高，促进损伤修复。

3. 能迅速有效地消除肌肉疲劳（与单纯休息比较）。

4. 能预防和治疗失用性肌萎缩。

（六）对关节的作用

1. 温热感强的手法，能使关节局部皮温升高，改善关节血循。

2. 增强韧带、肌腱的弹性。

3. 促进关节滑液分泌。

4. 消除关节囊的挛缩和肿胀。

（七）对循环系统的作用

1. 扩张毛细血管，增强静脉、淋巴回流。

2. 能改善血管张力，促进血液循环。

3. 降低血压 5～10mmHg。

4. 减慢脉搏（约 6 次/分）。

（八）对神经系统的作用

1. 调整兴奋与抑制的相对平衡。

2. 通过节段反射调节内脏功能。

3. 调节自主神经功能。

（九）其他作用

1. 增强消化腺分泌，调节消化治疗幅度，改善消化功能。

2. 机体氧耗增加。

3. 增加排泄，主要为尿量增加。

二、内涵与特色

刘氏揉术是由刘氏圈疗传承人刘应凯先生在传统推拿按摩、经络调理和家传特色技法的基础上自创的一种身体放松方法，以点、按、揉、提、拿为基本手法，疏松肌肉和筋膜的粘连，疏通经络，快速恢复人体气血供给，放松筋肉，迅速缓解局部疼痛，恢复行动障碍肢体的功能。

刘氏圈疗在临床实践中发现，按、压、揉人的肢体远端时产生的剧烈性刺痛感，是身体对自身生理状况和经脉系统变化发出的预警信号。通过对肢体远端的预防性调理，是对病证进行早期干预、降低各种意外和风险、延缓身体衰老的重要方法。

与传统中医推拿按摩相比较，刘氏揉术以传统经络穴位为基准，在穴位周围通过点按寻找痛点、结节等点位。通过在相应点位运用点、按、压、揉、提、拿等手法，起到疏松疏通局部或全身的作用。全身揉术，除了疏松疏通的作用，更重要的是根据调理者的手感和被调理者的反馈，找到疾病症状的关键点，完成了一次全身的触诊，为后续的香灸找到施灸点。因此，揉术既有调理作用，又具诊断意义，是刘氏圈疗三步调理法的基础方法。

三、操作前准备

（一）被调理者健康状况的初步判断

1. 望诊：被调理者的形态、步态、精神状态、面色，对其基本健康状况做出初步判断。

2. 问诊：通过询问，了解疾病史和症状，排除揉术禁忌证。

（二）环境与设备

1. 环境应整洁、干净、安静，光线柔和。有条件者，可播放舒缓的音乐，音量的大小应适度。

2. 室内温湿度适宜。

3. 理疗床、一次性床单。

4. 室内应按相应要求进行空气消毒。

（三）调理师的准备

1. 指甲修剪：双手指甲应修剪至最短，以防止做某些手法时由于指甲过长而增加被调理者的疼痛感，或掐破其皮肤；指甲边缘应保持光滑，以防止划伤被调理者皮肤。

2. 双手清洁：每次操作前，双手应清洗并消毒，以防止交叉感染。

3. 手的温度：手应温热，避免给被调理者带来不适感。可采用快速对搓双手的方法使双手温热。

4. 衣着：调理师衣着应宽松，整洁。

（四）被调理者隐私的保护

1. 理疗床之间有隔断，保证每个被调理者有独立的空间进行诊疗。

2. 若男性调理师为女性被调理者提供服务，应有女性工作人员在场或定期巡视。

3. 若有带教或学员实习，应征得被调理者同意。

四、基本手法

（一）点

用手指指腹（大拇指或其他手指并拢），在点位周围按压揉，寻找痛点、结节或皮下有沙粒感的点（图2－1）。

（二）按

揉的时候应按住点位，揉的过程中不能脱离点位（图2－2）。

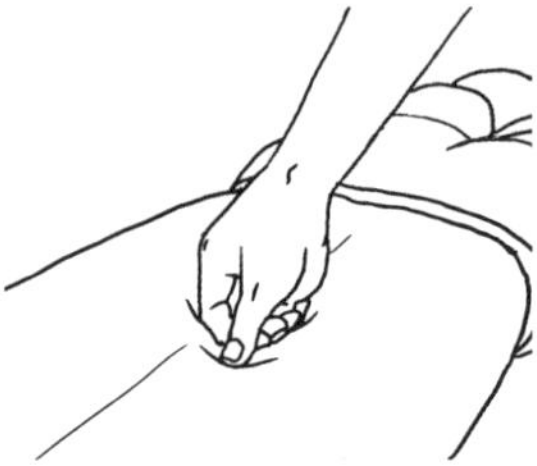

图2－1

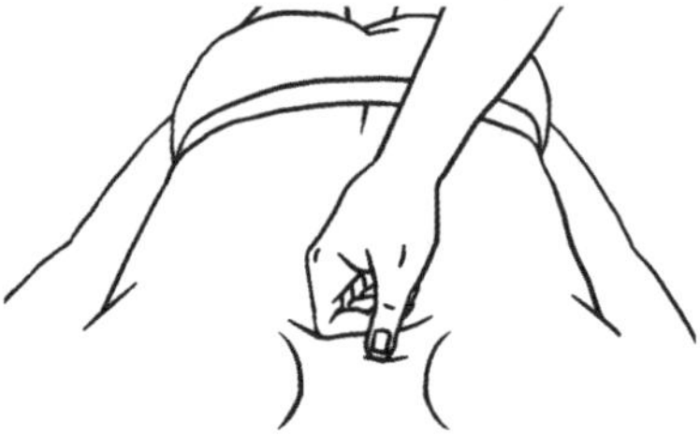

图2－2

（三）压

揉的时候应用适宜的力度压住点位，力度不能过轻或过重。过轻则起不到疏松效果，过重则容易造成局部损伤（图2－3）。

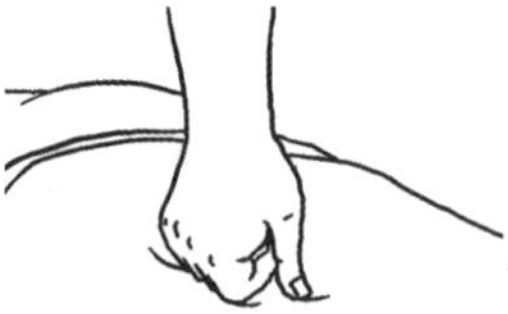

图2－3

（四）揉

用手指指腹以适宜的力度按压点位，均匀用力，由单一方向环转揉动。转一圈称揉一次（图2－4）。此处有三种手法分别为：拇指揉法（图2－5）、掌根揉法（图2－6）、鱼际肌揉法（图2－7）。

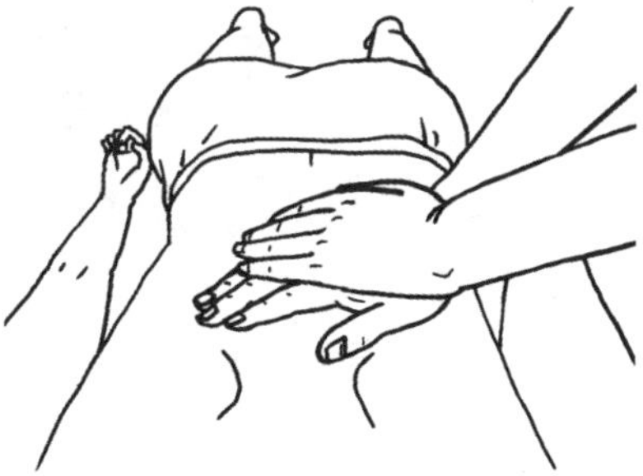

图2－4

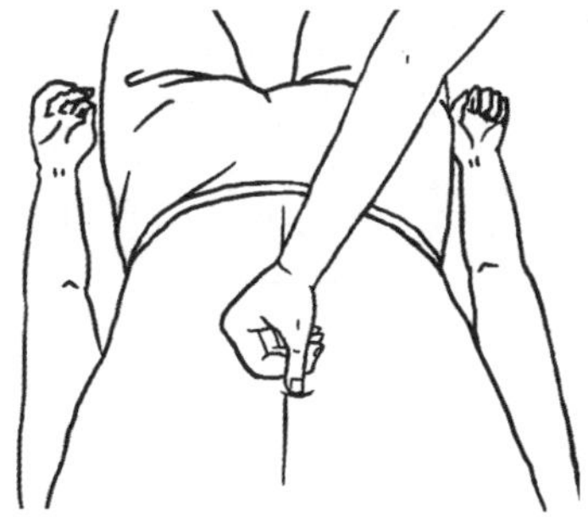

图2－5　拇指揉法

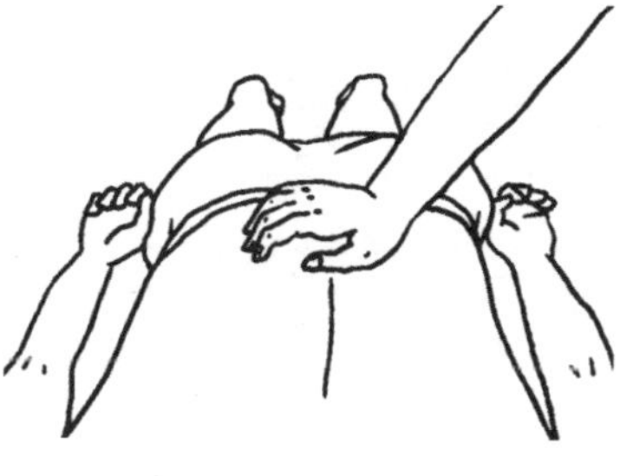

图2－6　掌根揉法

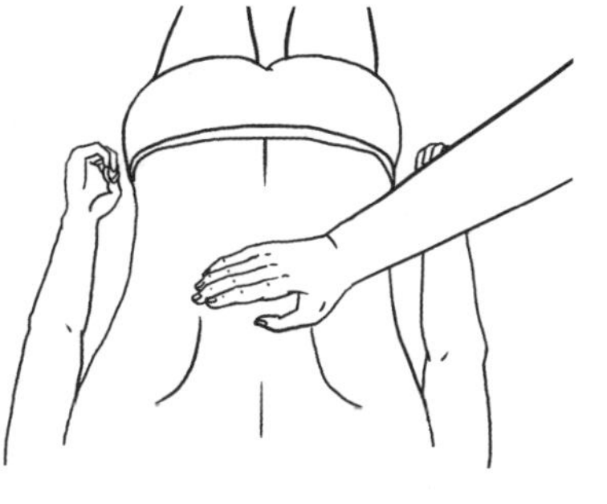

图2－7　鱼际肌揉法

操作要领：

1. 找准点位后，要按压住，使力度深入肌肉层，不能仅停留在皮肤、脂肪层；力度应根据具体位置、被调理者的反应有轻重变化，由轻到重，由重到轻，需要经过长期反复的练习才可掌握。

2. 揉的范围不宜过大，应紧紧围绕点位。

3. 应均匀用力，不应时快时慢。

（五）提

拇指和其他手指指关节略弯曲呈爪状，拇指和其他手指指腹相对用力，抓捏受术部位，按压揉受术部位 3 ~ 5 次，捏起后不回送（图 2 – 8）。

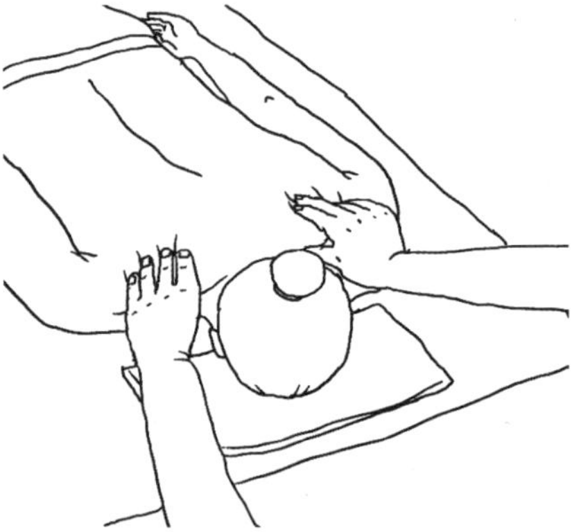

图 2 – 8

操作要领：

1. 腕关节要放松，动作灵活而轻巧。

2. 手指略弯曲，主要以指腹发力。

3. 向上提起时，仅手指发力上提，手腕不能位移。

（六）拿

提法后的连贯动作。受术部位提起后，双手保持爪状不动，双臂迅速向上发力（图2－9）。

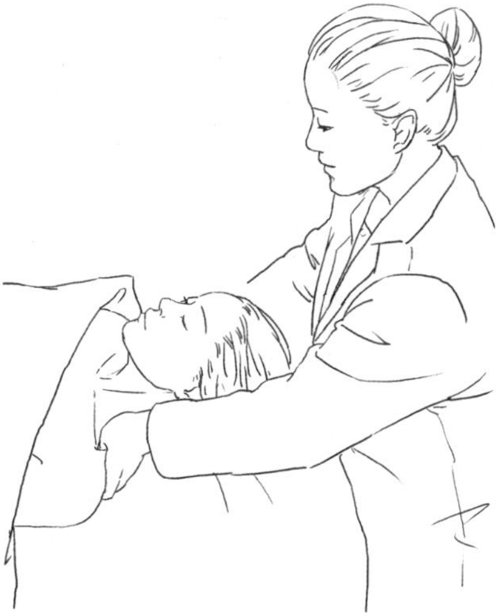

图2－9

操作要领：

1. 双手保持之前提的姿势，不放松也不加大力度。
2. 垂直于受术部位向上发力。
3. 不能直接用手接触受术部位皮肤，以防擦伤皮肤。

五、手法的基本要求

（一）持久

持久，是指手法在操作过程中，能够严格地按照规定的技术要求和操作规范持续地运用，在足够的时间内保持动作和力量的连贯性，不间断、不变形、力度均匀，以保证手法对人体的刺激能够积累到临界点，以起到调整脏腑功能、改变病理状态的作用。

（二）有力

有力，即有力量。这种力量非蛮力和暴力，而是一种含有技巧的力量。

（三）均匀

均匀，即均衡度，是指手法操作时，其动作幅度、频率和手法压力等，都必须保持相对一致，幅度不可忽大忽小，频率不可忽快忽慢，用力不可时轻时重，应使手法操作既平稳而又有节奏。

（四）柔和

柔和，是指手法操作时，动作平稳缓和，手法变换时自然、协调，轻而不浮，重而不滞。柔和并不是柔弱无力，而是刚中带柔、柔中带刚，不可生硬粗暴，增加患者的痛苦。正如《医宗金鉴·正骨心法要旨》中“手法总论”所说：“法之所施，使患者不知其苦，方称为手法也。”

（五）深透

深透，是指手法具备了持久、有力、均匀、柔和这四项要求后，形成的一种渗透力。这种渗透力，可透皮入内，直接深达手法刺激体表的深层组织和内脏器官，或间接地通过各种途径使手法的生物效应到达目标脏腑器官，起到调整脏腑虚实的作用。深透，主要是指力的深透，同时包括了热的深透。

上述基本要求，正是我们常说的“手感”，这需要在实践过程中反复练习，仔细体会，才能领悟其中的精髓。对这些基本要求的领悟和掌握程度，是揉术技法水平高低的体现。真正高水平的调理师，能够熟练地掌握这些基本手法并总结出自己的经验心得，才能在操作过程中，既有良好的调理效果，又很好地保护了调理师自身，同时还让被调理者感觉非常舒服，这就是揉术技法不断追求的境界。

六、头面部揉术

被调理者体位：坐位或仰卧位。

（一）揉承浆

【定位】承浆：在面部，当颏唇沟的正中凹陷处。简便取穴：正坐仰头位，微张口，可见颏唇沟较明显，下唇下方正中之凹陷即是本穴。

【操作方法】以拇指指尖按压揉，揉至口中产生津液即可（图 2－10）。

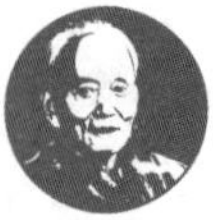

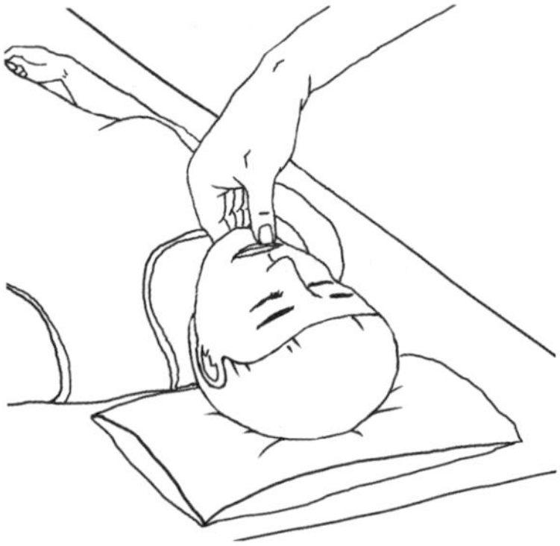

图 2－10

【注意事项】

1. 该位置肌肉较薄，皮肤较为敏感，应注意力度。

2. 施术时可垫较薄的按摩巾或纸巾。

（二）揉颧髎

【定位】颧髎：在面部，当目外眦直下，颧骨下缘凹陷处。

【操作方法】以拇指或中指指腹按压揉，1 分钟（图 2－11）。

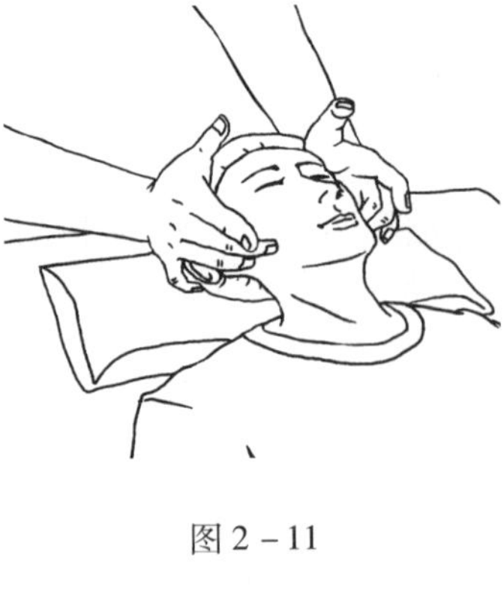

图 2－11

（三）揉迎香

【定位】迎香：在鼻翼外缘中点旁开约0.5寸，当鼻唇沟中。

【操作方法】以拇指或中指指腹按压揉，1分钟（图2－12）。

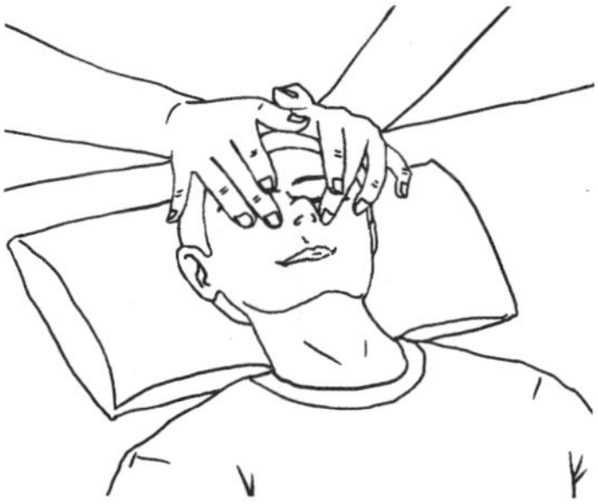

图2－12

（四）揉睛明

【定位】睛明：位于目内眦外，在鼻梁两侧距内眼角半分处。

【操作方法】拇指与食指指尖按压揉，0.5～1分钟（图2－13）。

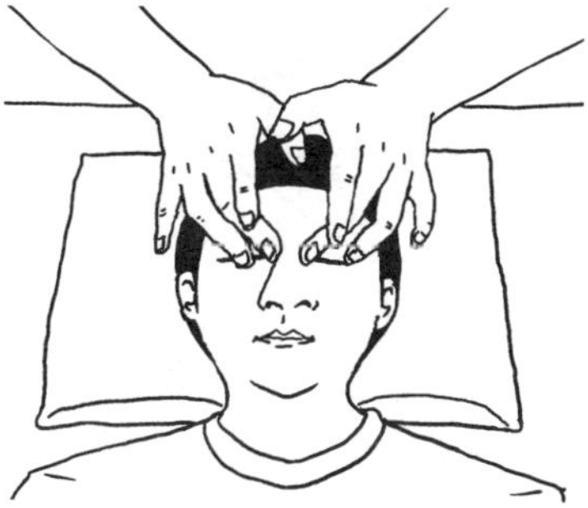

图2－13

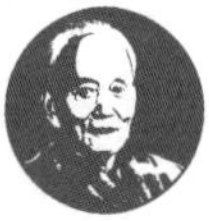

【注意事项】

1. 该位置肌肉较薄，皮肤较为敏感，应注意力度。

2. 施术时可垫较薄的按摩巾或纸巾。

（五）印堂推太阳

【定位】

印堂：在额部，当两眉头的中间。

太阳：在颞部，当眉梢与目外眦之间，向后约 1 横指的凹陷处。

【操作方法】双手拇指重叠，以指腹按压揉印堂 3 ~5 次，沿眉骨分别推向两侧太阳穴 3 ~5 次（图 2 – 14）。

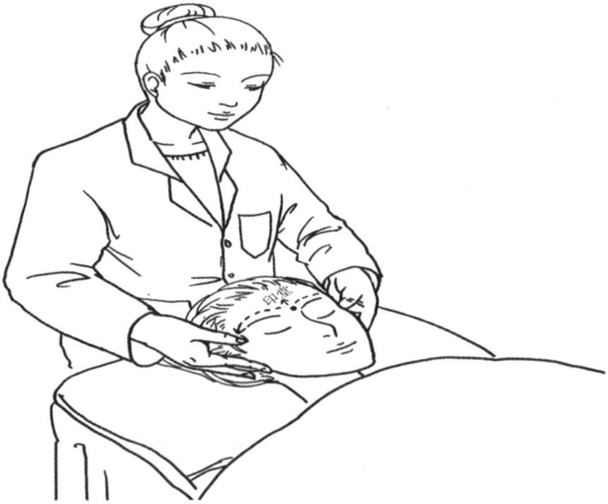

图 2 – 14

【注意事项】推至太阳穴时手法宜轻。

（六）印堂推百会

【定位】

印堂：在额部，当两眉头的中间。

百会：后发际正中直上 7 寸处，或当头部正中线与两耳尖连线的交点处（图 2－15）。

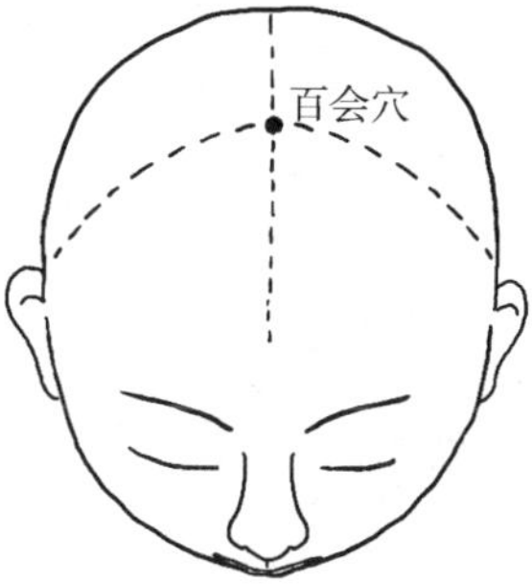

图 2－15

【操作方法】双手拇指重叠，自印堂沿督脉推至百会，按压揉百会3～5 次（图 2－16）。

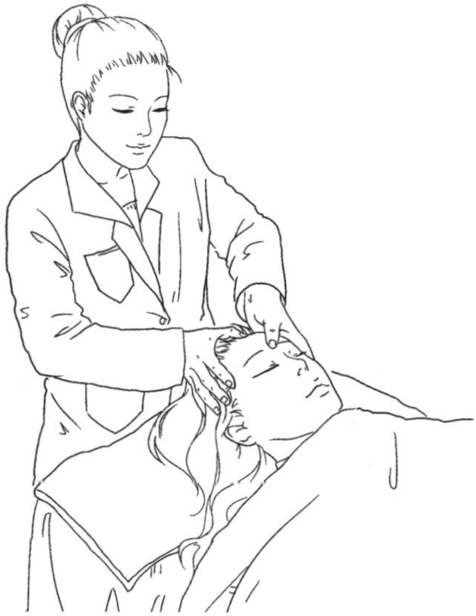

图 2－16

【注意事项】

1. 推时应力度适中，以防拉扯发根带来不适感。

2. 揉百会手法宜轻。

（七）提拿头顶

【定位】百会：后发际正中直上7寸处，或当头部正中线与两耳尖连线的交点处。

【操作方法】双手拇指按压头顶百会穴，其余四指自然向下（呈爪状）抓住头皮，并按压揉头皮后向头顶方向提拿3~5次（图2－17）。

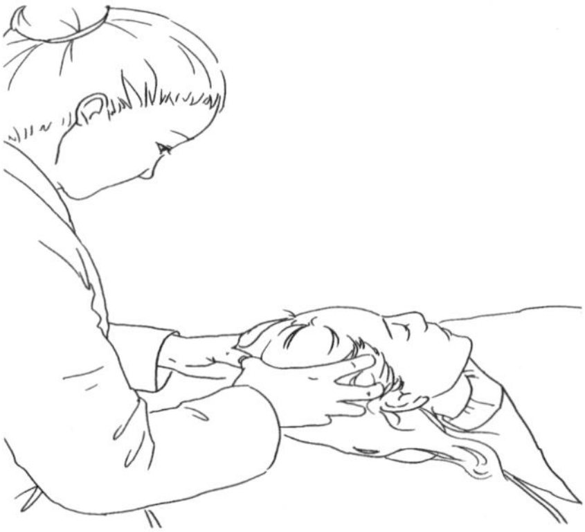

图2－17

【注意事项】顺头顶方向竖直提拿。

（八）揉风池、风府

【定位】

风池：胸锁乳突肌与斜方肌上端之间的凹陷中，平风府穴。简便取穴：俯伏坐位，以拇食两指从枕骨粗隆两侧向下推按，当至枕骨下缘凹陷处与乳突之间，即斜方肌与胸锁乳突之间，用力按有酸胀麻感处即是本穴。

风府：颈部，当后发际正中直上 1 寸。简便取穴：坐位，头伏案，后发际中央直上一横指处即是本穴。

【操作方法】

风池：以拇指或中指指腹按压揉，1 分钟（图 2－18）。

风府：以拇指或中指指腹按压揉，1 分钟（图 2－19）。

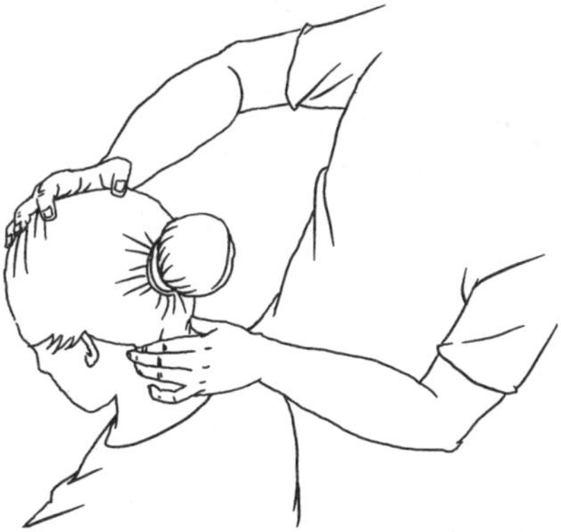

图 2－18　揉风池

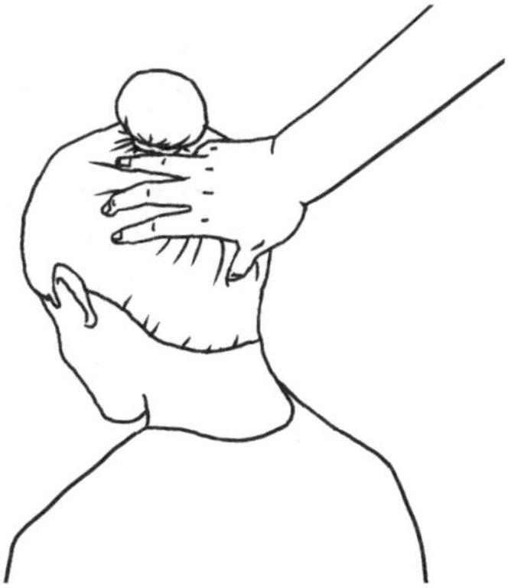

图 2－19　揉风府

七、上肢及躯干上部揉术

肩、臂、手部应先右侧后左侧（被调理者的方位）。下列步骤应一侧做完后方再做另一侧。

（一）揉至阳

【体位】俯卧位。

【定位】至阳：后正中线上，第七胸椎棘突下凹陷中。简便取穴：俯卧垂臂，平两肩胛骨的下端水平线的脊椎为第七胸椎，其棘突下凹陷处即是本穴。

【操作方法】以拇指指腹或小鱼际按压揉，揉至微微出汗（图2－20）。

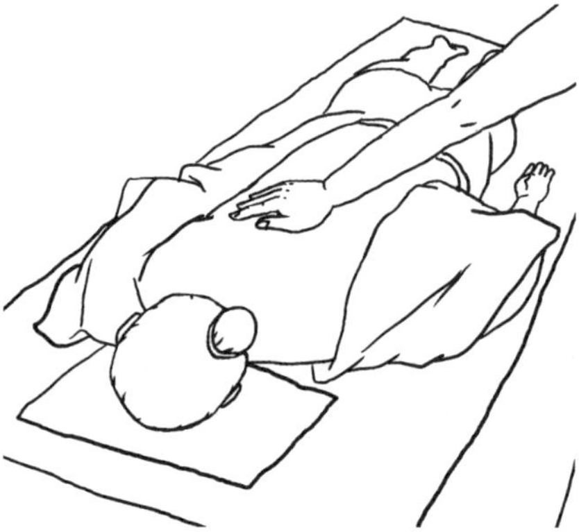

图2－20

（二）揉肺俞

【体位】俯卧位。

【定位】肺俞：第3胸稚棘突下，旁开1.5寸。简便取穴：由大椎穴往下推三个椎骨即为第三胸椎，由此椎棘突下双侧旁开两横指（食、中指）处即是本穴。

【操作方法】以双手拇指指腹同时按压揉双侧肺俞1分钟（图2－21）。

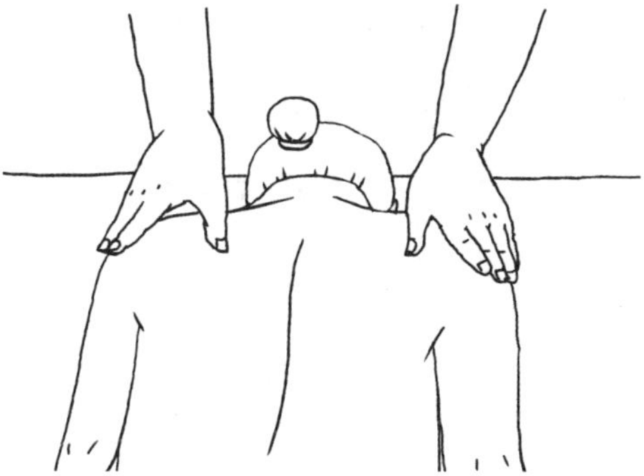

图 2－21

（三）揉大椎

【体位】俯卧位、坐位。

【定位】大椎：后正中线上，第 7 颈椎棘突下凹陷中。简便取穴：坐位低头，项后上背部脊柱最上方突起之椎骨（第七颈椎），其下缘凹陷处即是本穴。

【操作方法】坐位，以拇指指腹按压揉；俯卧位，以小鱼际压揉，揉至微微出汗（图 2－22）。

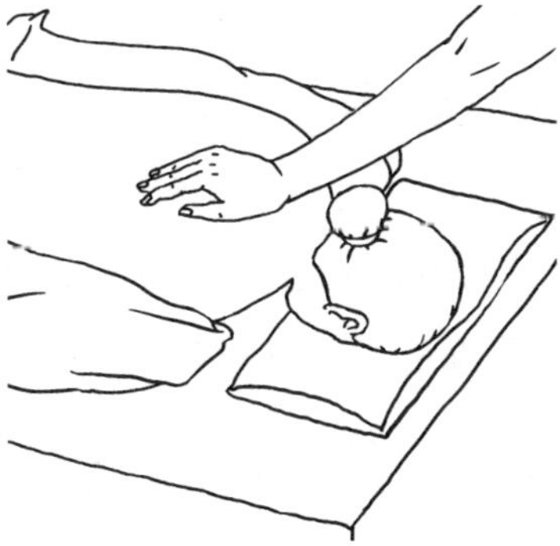

图 2－22

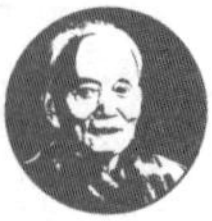

（四）提拿肩井

【体位】仰卧位、坐位。

【定位】肩井：肩上，大椎穴与肩峰连线的中点。

【操作方法】以双手拇指布指于肩井，其余手指自然布指于肩背侧，同时以指腹按压揉 3～5 次，提拿肩井部肌肉（图 2－23）。

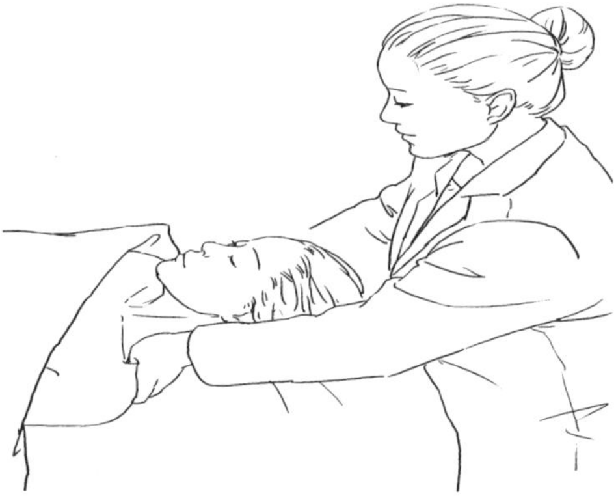

图 2－23

【注意事项】揉与提拿为一套连贯动作，共做 3～5 次。

（五）按云门，摇手臂

【体位】仰卧位

【定位】云门：胸前臂外上方，肩胛骨喙突上方，锁骨下窝凹陷处，距前正中线 6 寸。简便取穴：两手叉腰直立，胸部上部锁骨外侧端下缘的三角形凹窝正中处即是本穴。

【操作方法】

1. 以拇指或其他四指指腹揉云门，1 分钟（图 2－24）。

2. 一手拇指或其余四指按住云门，另一手握住被调理者手腕，带动整条手臂以肩关节为中心环转，先顺时针环转3~5圈，再逆时针3~5圈（图2－25）。

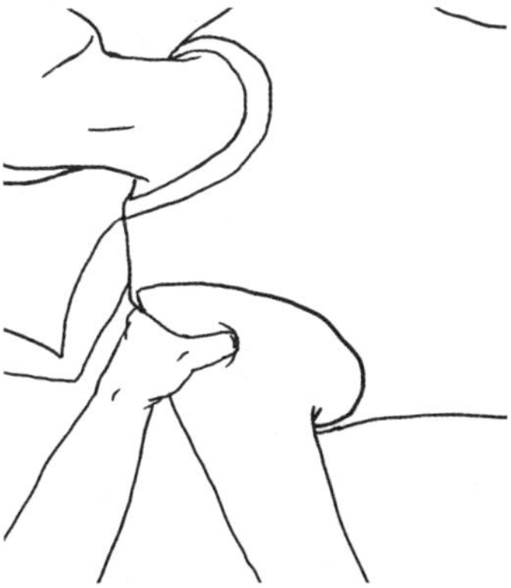

图2－24　按云门

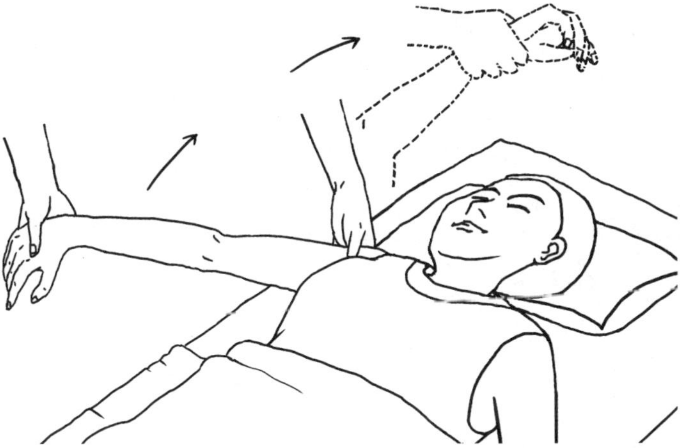

图2－25　摇手臂

【注意事项】

1. 环转速度缓慢均匀为宜。

2. 操作幅度以耐受为限。

（六）摇肘

【体位】仰卧位、坐位。

【操作方法】被调理者曲肘，调理者以一手掌心对准被调理者肘尖抓住肘部，另一手握住被调理者手腕，带动小臂以肘部关节为中心做环转，先顺时针环转3～5圈，再逆时针环转3～5圈（图2－26）。

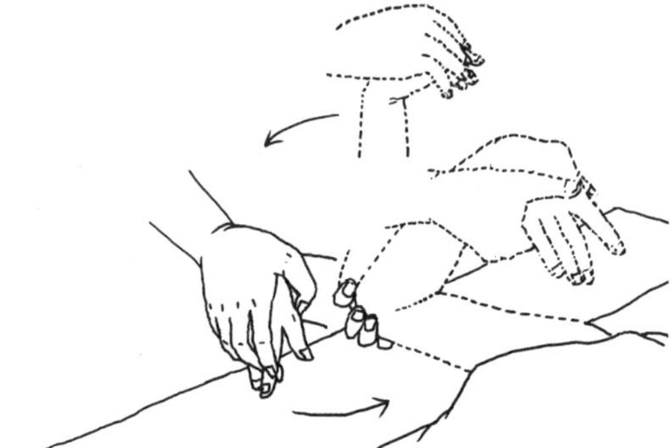

图2－26

【注意事项】

1. 环转速度缓慢均匀为宜。

2. 操作幅度以耐受为限。

（七）揉曲池

【体位】仰卧位、坐位。

【定位】曲池：屈肘成直角，在肘横纹外侧端与肱骨外上髁连线中点。简便取穴：仰掌屈肘成45°角，肘关节桡侧，肘横纹头即是本穴。

【操作方法】按压揉曲池部位肌肉粘连处，1分钟（图2－27）。

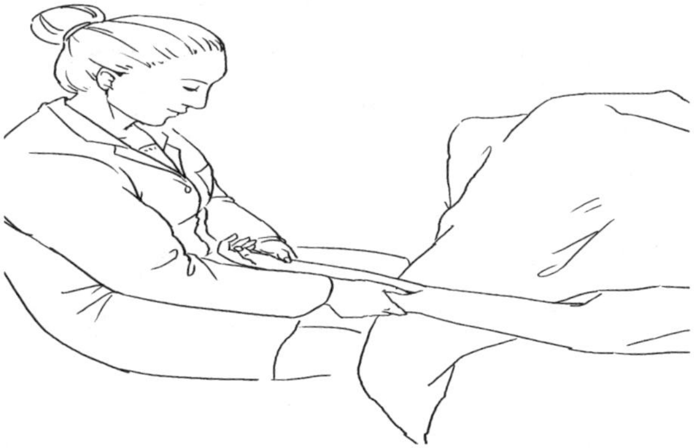

图2－27

（八）摇腕揉手

【体位】仰卧位、坐位。

【操作方法】

1. 一手扶住被调理者手腕下方，另一手拇指和食指依次捏住被调理者手指指端，带动整个手以腕关节为中心做环转，先顺时针环转3～5圈，再逆时针3～5圈（图2－8）。

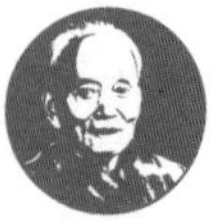

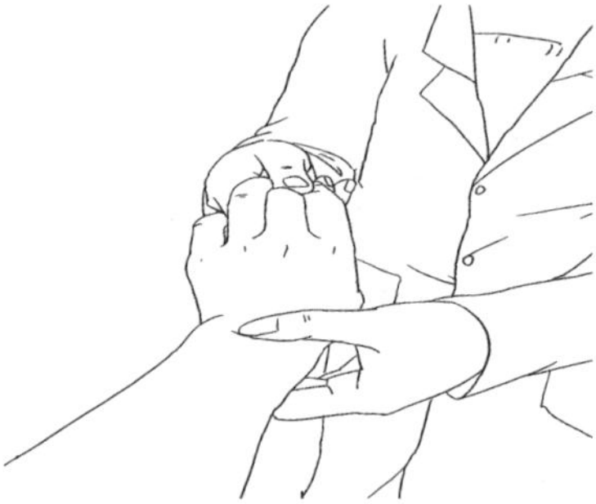

图 2－28

2. 以拇指指尖按压揉被调理者手背指关节处。

3. 以食指指尖揉、捋被调理者指腹。

【注意事项】

1. 摇腕环转速度缓慢均匀为宜，操作幅度以耐受为限。

2. 揉手背指关节时疼痛感会逐渐增加，至痛感最大耐受为限。

3. 揉捋指腹时会有较强痛感，至痛感最大耐受为限。

4. 捋指腹应仔细体会其中的沙粒感。

八、腹部揉术

【体位】仰卧位。

【操作方法】

1. 双手重叠，左手在上，右手在下，以右手掌心对准肚脐，顺时针按揉，3～5 次。

2. 让被调理者做深呼吸（腹式呼吸：吸气时鼓肚子，吐气时收肚子)，在其吐气时，适当用力缓缓下压腹部，至气将吐完时，突然将手向上弹起（图2－29）。

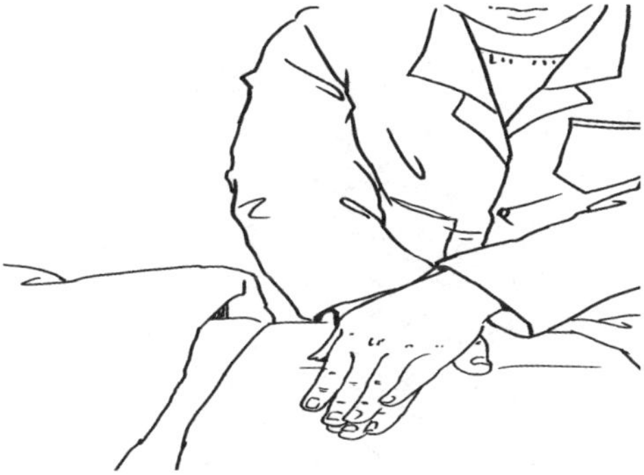

图2－29

【注意事项】

1. 上述操作为一套连贯动作，共做3～5次。

2. 注意观察和询问被调理者的身体反应。

九、下肢揉术

臀部以下部位施术时，先右侧后左侧（被调理者方位），一侧做完后方换另一侧。

（一）揉环跳

【体位】俯卧位。

【定位】环跳：侧卧屈股，当股骨大转子高点与骶管裂孔连线的外1/3与内2/3交点处（图2－30）。简便取穴：侧卧位，上腿膝关节弯曲下腿伸直，以拇指关节横纹按在大转子头上，拇指指向脊柱，当拇指尖所指处即是本穴。

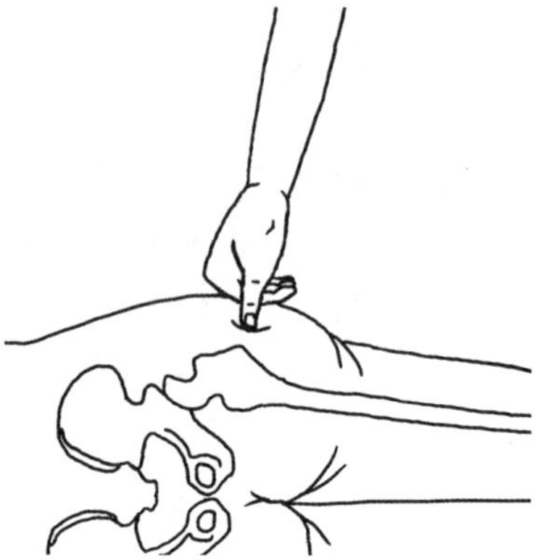

图 2－30

【操作方法】以大鱼际或四指并拢揉双侧环跳，各 1 分钟（图 2－31）。

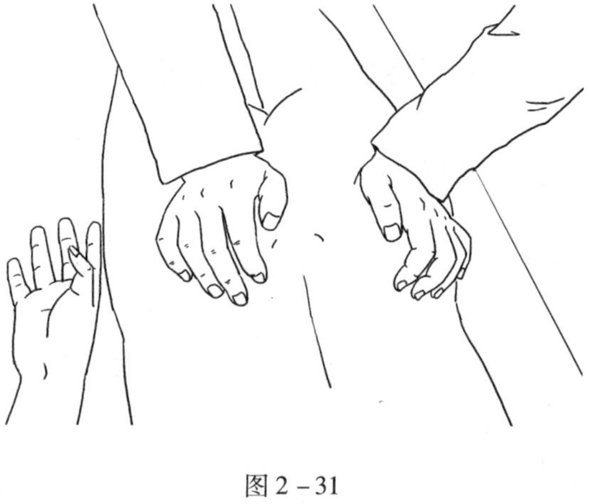

图 2－31

（二）揉风市

【体位】俯卧位、侧卧位。

【定位】风市：大腿外侧正中，腘横纹上 7 寸。简便取穴：直立垂手时，中指尖下即是本穴。

【操作方法】以拇指指腹按压揉风市，0.5～1 分钟（图 2－32）。

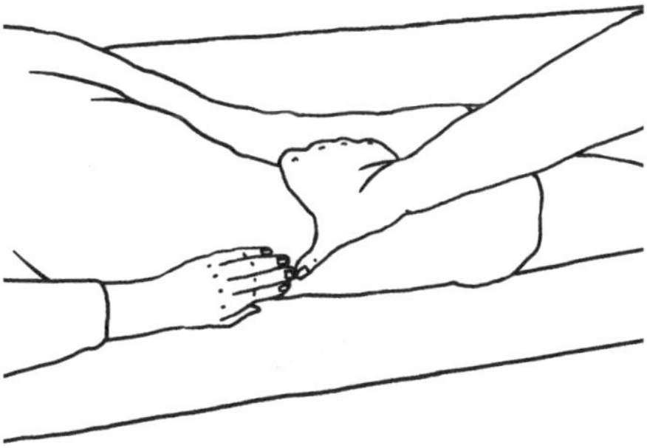

图 2－32

（三）揉委中、承山、三阴交

【体位】仰卧位。

【定位】

委中：腘横纹中点，当股二头肌腱与半腱肌肌腱的中间（图 2－33）。简便取穴：俯卧，微屈膝，腘横纹正中央，两筋之间即是本穴。

承山：腓肠肌两肌腹之间凹陷的顶端处，约在委中与昆仑之间中点（图 2－34）。简便取穴：腘横纹中央至外踝尖平齐处连线的中点即是本穴。

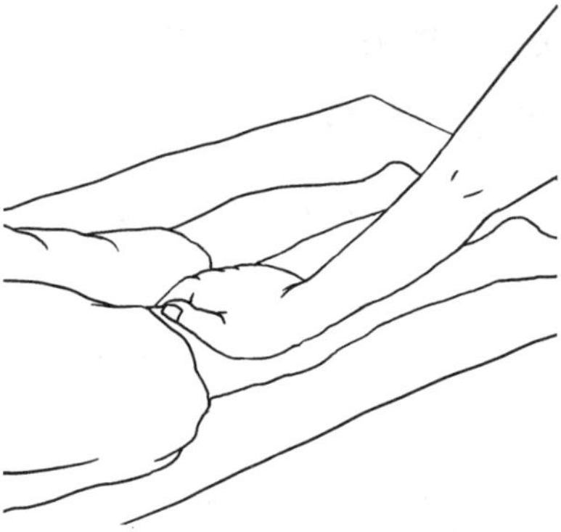

图 2 – 33

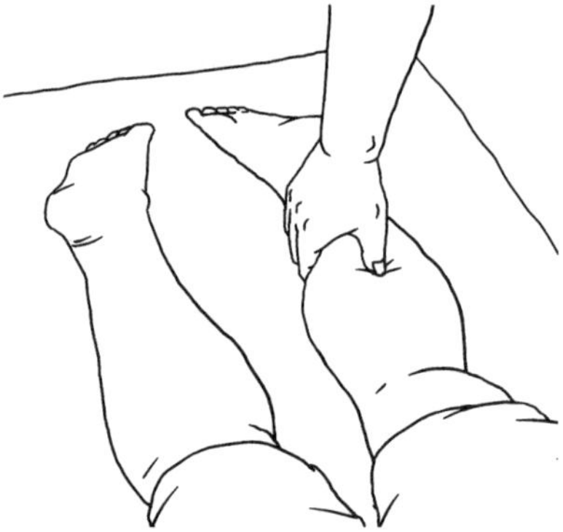

图 2 – 34

三阴交：内踝尖上 3 寸，胫骨内侧面后缘（图 2 – 35）。简便取穴：以手四指并拢，小指下边缘紧靠内踝尖上，食指上缘所在水平线在胫骨后缘的交点，即是本穴。

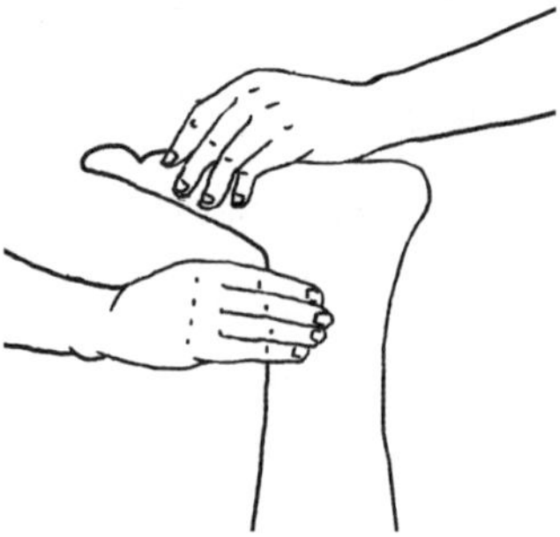

图 2 – 35

【操作方法】以拇指指腹分别按压揉委中、承山、三阴交，每处各0.5~1分钟。

（四）摇脚踝

【体位】俯卧位、仰卧位。

【操作方法】

1. 被调理者抬起小腿，调理者一手握被调理者踝关节，以虎口卡住跟腱，另一手拇指和食指依次捏住被调理者脚趾指端，带动整个脚以踝关节为中心做环转，先顺时针环转3~5圈，再逆时针3~5圈（图2-36）。

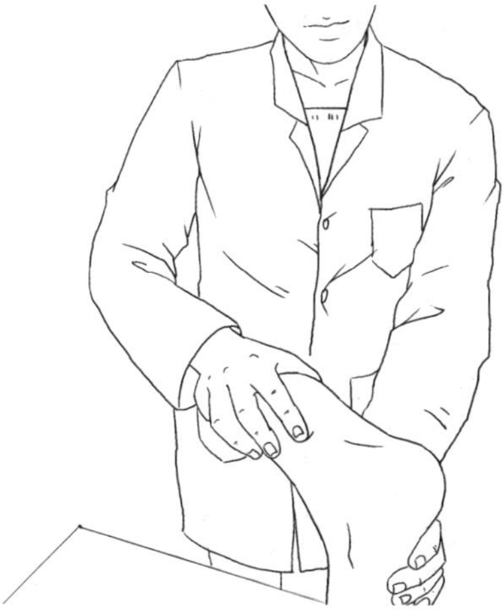

图2-36

2. 一手握踝关节不变，以另一手掌心对准被调理者涌泉位置缓缓下压至最大耐受，放松使脚自然弹回。

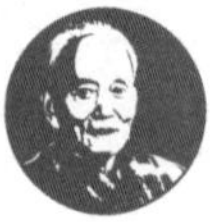

（五）揉涌泉

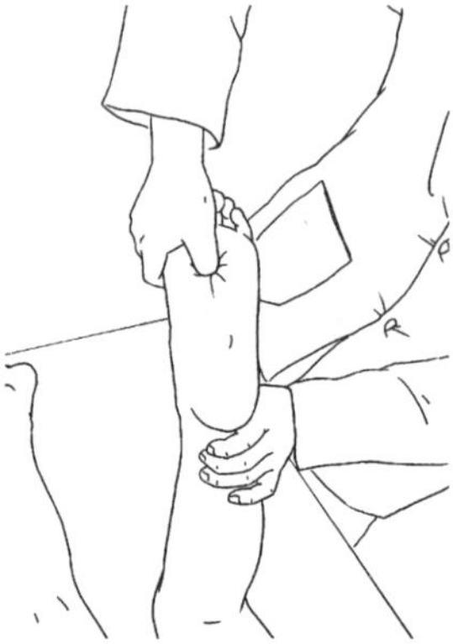

图 2－37

【体位】俯卧位、仰卧位。

【定位】涌泉：足趾跖屈时，当足底前 1/3 凹陷处。简便取穴：足趾跖屈时，当足底掌心前面正中之凹陷处即是本穴。

【操作方法】以拇指指腹按压揉涌泉，3～5 次（图 2－37）。

（六）揉脚趾

【体位】俯卧位、仰卧位。

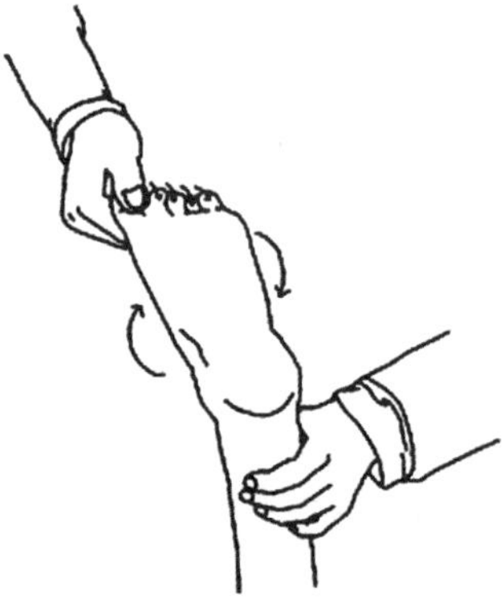

图 2－38

【操作方法】以拇指指尖揉被调理者脚背趾关节处；以拇指指尖揉被调理者脚趾趾腹（图 2－38）。

【注意事项】

1. 揉脚背趾关节时疼痛感会逐渐增加，至痛感最大耐受为限。

2. 揉趾腹时会有较强痛感，至痛感最大耐受为限。

（七）后抬腿

【体位】俯卧位。

【定位】委中：腘横纹中点，当股二头肌腱与半腱肌腱的中间。简便取穴：俯卧，微屈膝，腘横纹正中央，两筋之间。

【操作方法】一手握住被调理者委中位置卡住两条大筋，另一手握住脚腕缓缓抬起小腿，抬至90°时，向臀部方向下压；左右下肢15~20次（图2-39）。

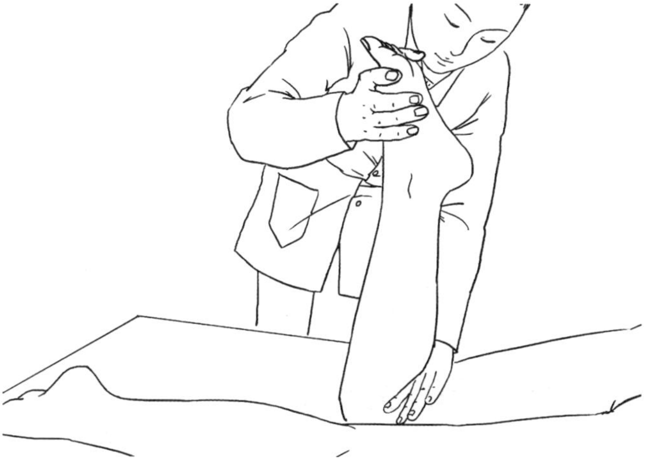

图2-39

【注意事项】

向臀部方向压腿的同时，握住委中部大筋的手应逐渐放松。

十、禁忌证

1. 有高血压、心脏病者，严禁施以腰部以上揉术。
2. 严重心脏病患者。
3. 急性传染病，如急性肝炎、活动性肺结核等。
4. 皮肤破损、感染，或严重皮肤病的病损和病灶部位。
5. 骨折部位（骨折后遗症或骨折康复期除外）。
6. 骨与关节结核。

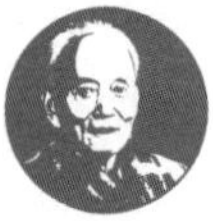

7. 出血性脑血管意外的急性期。

8. 出血性疾病或者正在出血的部位，如胃肠溃疡性出血、血小板减少、恶性贫血、白血病等。

9. 恶性肿瘤部位。

10. 精神疾病，情绪不稳定或酒后神志不清者。

11. 妇女月经期、怀孕期、哺乳期。

12. 饥饿时，由于血糖过低可能导致休克。

13. 饭后 1 小时内，或腹胀时。

14. 剧烈运动或极度疲劳者。

十一、常见问题处理及注意事项

（一）常见问题处理

1. 风疹：由于体内的寒气侵袭皮肤而出现风疹，通过香灸即可消除。

2. 心慌：由于施术疼痛引起心慌、出汗，可以适当补充糖分。

3. 皮肤瘀青：某些初学者手法力度过重或操作不当，施术 2 小时后可能出现皮肤瘀青的情况，通过香灸和贴膏会缓解或消除。

（二）注意事项

1. 调理环境应保持安静，以使医患双方能集中注意力。

2. 复诊应仔细询问前期的治疗效果、病情恢复和医嘱情况，以确定是否对揉术疏松方法进行调整或优化。

十二、手法练习

（一）找点练习

方法：自我练习、双人对练。

要求：迅速准确找到全身点位。

（二）揉法练习

方法：自我练习、双人对练。

要求：力度由重到轻，后由轻到重；环转匀速；被调理者应有痛感但能接受，施术时和施术后感觉舒服。

（三）提法练习

方法：双人对练。

要求：不应有掐、捏的感觉；手指指腹用力，手不应上下位移；被调理者感觉舒适。

（四）拿法练习

方法：双人对练。

要求：方向应竖直，不应向前、后、内、外偏移；被调理者应感觉爽利，轻松，不应有皮肤疼痛感。

（五）头面部揉术练习

方法：双人对练。

要求：找位迅速准确，熟练运用基本手法，与被调理者有效沟通，正确处理术中和术后出现的问题。

（六）上肢及躯干上部揉术练习

方法：双人对练。

要求：找位迅速准确，熟练运用基本手法，与被调理者有效沟通，正确处理术中和术后出现的问题。

（七）腹部揉术练习

方法：双人对练。

要求：找位迅速准确，熟练运用基本手法，与被调理者有效沟通，正确处理术中和术后出现的问题。

（八）下肢揉术练习

方法：双人对练。

要求：找位迅速准确，熟练运用基本手法，与被调理者有效沟通，正确处理术中和术后出现的问题。

第三章　刘氏梅花香灸法

一、内涵与特色

刘氏梅花香灸法是以刘氏独创的梅花香为灸材，通过将点燃的梅花香在被调理者皮肤上方顺时针回旋圈疗，刺激人体穴位，激发经络传感，从而达到疏通经络、行气活血、通关利窍、消肿止痛、平衡阴阳、提高人体免疫功能的目的。

灸法属于温热疗法，与火的关系密切。古人在煨火取暖时，由于偶然被火灼伤而解除了某种病痛，从而得到了烧灼可以治病的启示，这是灸法的起源。“灸”字在《说文解字》中解释为“灼”，是灼体疗病之意。最早采用树枝、柴草取火，熏、熨、灼、烫以消除病痛，后期逐渐以“艾”为主要灸材。艾，因其气味芳香有开窍作用，性温易燃，且火力缓和，成为灸法的最好材料。

刘氏梅花香在此基础上，突破了传统的艾灸理论，精选多种中草药作为灸材，替代单一的艾叶，并采用特殊工艺制成燃香，其质地粗壮坚硬，密集厚实，燃烧时温度可高达 300 多度，火力、穿透力、出烟量远超过艾灸，疗效也更胜一筹。同时又可以显化身体内的隐性病灶，将其由里及表，提于皮肤表

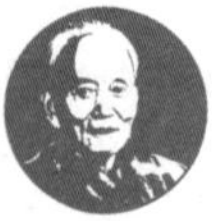

面，准确率相当于甚至高于检测仪器。

刘氏梅花香灸的基本原理在于，利用香燃烧时产生的热旋力和远红外热敏感应，由表及里刺激局部点位，使药气层层渗入，并激发经络传导，将药气传达到整条经络，扶正祛邪，调动经络发挥行气血、和阴阳的功能，从而软坚散结、由里及表排出体内毒素，达到消除疾病、平衡体质之功效。

温通经络：经络是气血运行之通路，经络通畅，气血运行，营养物质之输布才能有序进行。梅花香灸借助其温热肌肤的作用，温暖肌肤经脉，活血通络。

扶正祛邪：正气存内，邪不可干。通过对某些穴位如大椎、至阳、足三里、气海、关元等施灸，梅花香灸可以培扶人的正气，增强人的自愈能力。

调和气血：气血是人的生命之源，气血充足，气机条达，人的生命活动才能正常。梅花香灸可以补气、养血，还可以疏理气机。

调节阴阳：人体阴阳平衡，则身体健康，否则便会发生各种疾病，梅花香灸有恢复阴阳平衡之功效。

二、材料与器具

（一）梅花香

1. 成分：由苍术、艾叶、桂枝、木香、桑枝、五加皮等制成。

2. 形状：横截面为梅花形。

3. 规格：长度为 12.5cm。

（二）梅花香专用香夹

用于辅助调理者持握梅花香的特制长柄金属夹。

梅花香灸过程中，为防止烫伤，用梅花香专用香夹夹住梅花香末端，固定好后再行使用。

（三）梅花香灸专用香灰缸

由陕西刘氏圈疗推广中心自主研发、专业定制，具有置香豁口的圆形瓷质盛物小盘。

香灸过程中，梅花香燃至一定时间，表层燃尽部分会形成一层灰烬，包裹在燃烧的梅花香头外层。将梅花香灸专用香灰缸摆放在靠近操作的区域，根据燃香情况，及时磕除香灰。磕除时，将梅花香香尖置于香灰缸内，适当用力磕除香灰。

以上材料与器具，均放入托盘中，以备操作时使用（图 3－1）。

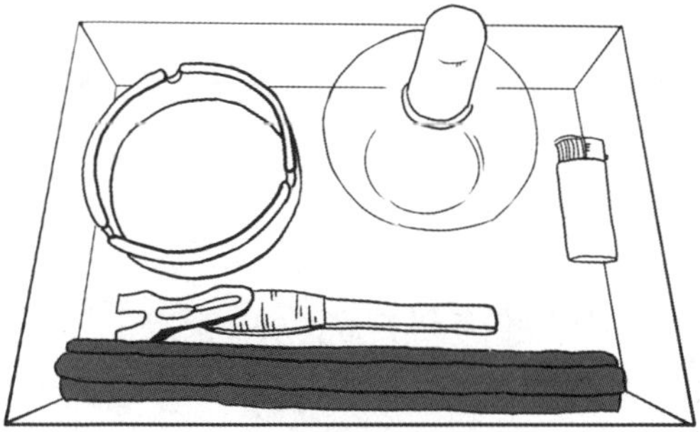

图 3－1

（四）抽烟器

由陕西刘氏圈疗推广中心根据梅花香灸过程中的排烟需求，自主设计、专业生产的自动化除烟设备，能有效排除梅花香燃烧时所产生的烟雾（图3－2）。

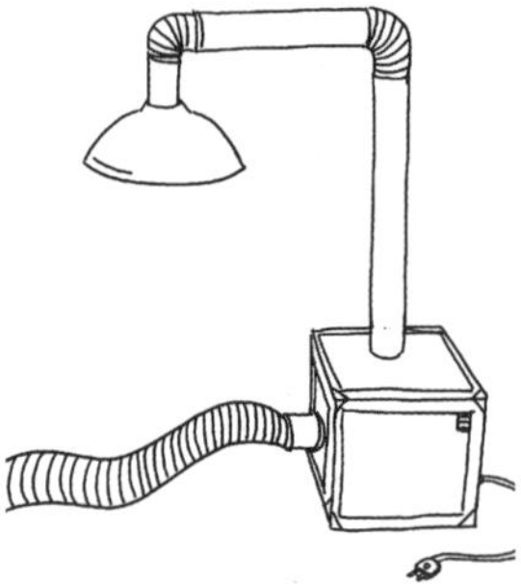

图3－2

（五）梅花香灸专用蜡烛

用打火机将蜡烛点燃后，将其外焰对准梅花香一端直至完全点燃即可。

（六）灭香器具

一般使用瓶口直径比梅花香略粗的玻璃瓶、盛装有沙土或石英砂的玻璃杯或瓷碗/瓷盘作为灭香器具，将未使用完的尚在燃烧的梅花香一端插入其中，周围封闭，隔绝空气，使其因缺氧而自动熄灭。

三、适用范围

各种经络堵塞、气血不通引起的亚健康、疾病状态调理。

四、操作前准备

（一）被调理者健康状况的初步判断

1. 望诊：被调理者的形态、步态、精神状态、面色，对其基本健康状况做出初步判断。根据揉术过程中的被调理者的反应和调理者的手感体会，判断香灸点位。

2. 问诊：通过询问，了解疾病史和症状，排除香灸禁忌证。

（二）环境与设备

1. 环境应整洁、干净、安静，光线柔和。有条件者，可播放舒缓的音乐，注意音量的大小应适度。

2. 室内温湿度以被调理者感觉舒适为度。

3. 理疗床、一次性床单。

4. 室内应按相应要求进行空气消毒。

（三）被调理者

1. 衣着宽松、适度。

2. 香灸部位应充分暴露，不要佩戴饰品等尖锐物件，如头饰、耳环、项链、眼镜、戒指、手表、腰带等。

3. 根据需要，选仰卧、俯卧、侧卧或坐位。

4. 身体放松，呼吸均匀。

（四）调理师

1. 将梅花香从包装中取出，同时备好打火机、梅花香灸专用蜡烛、灭香器具、梅花香灸专用香灰缸、梅花香专用香夹，放在操作台上备用。

2. 调试好抽烟器，将抽烟口移至施灸部位。

3. 点燃梅花香：先用打火机点燃蜡烛，手持梅花香一端的三分之一处，将另一端以35°夹角左右斜置于蜡烛上，并缓慢旋转香头，使梅花香的前端均匀燃烧（图3－3）。

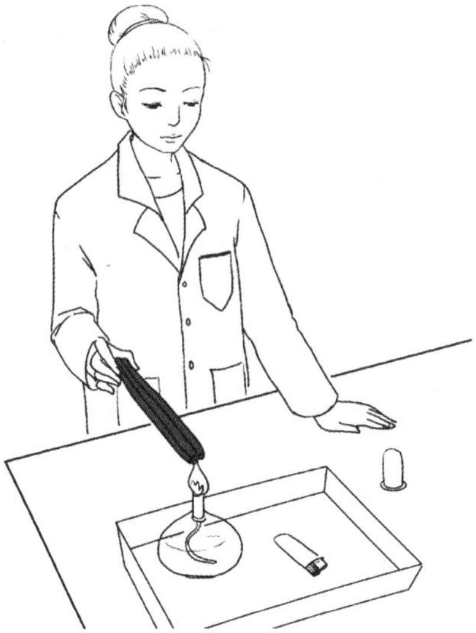

图3－3

五、基本操作方法

（一）持香手法

右手持香，掌心朝上，其余四指自然分开，将梅花香平放于四指之上，用拇指将梅花香固定住（图3－4）。

（二）持香角度

1. 垂直：刚点燃的梅花香一端是平面时，将梅花香燃烧的一端垂直于点位皮肤平面，直至梅花香燃烧出锥形香头为止。

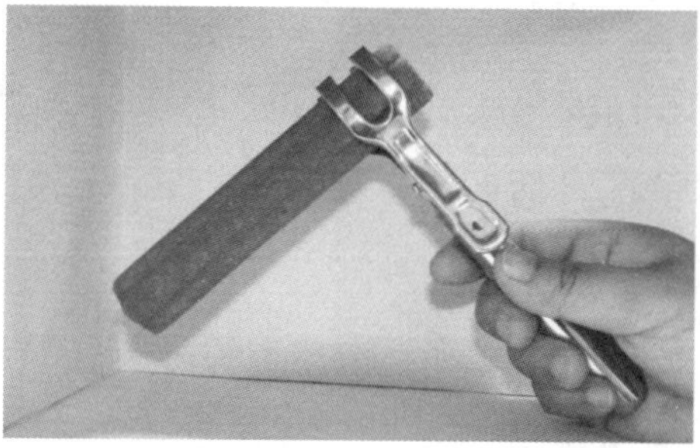

图 3 – 4

2. 45°夹角：香头的锥尖、锥体与锥根之间，表面温度略有差异，为了保持梅花香的有效、恒温，此时香头与点位皮肤的水平面保持约 45°夹角，则锥形香头的中段正好垂直于点位皮肤的水平面，热感最强，效果最好。

3. 注意事项：在香灸过程中，从梅花香有锥形香头开始，香头与点位皮肤的水平面要始终保持 45°夹角（图 3 – 5）。

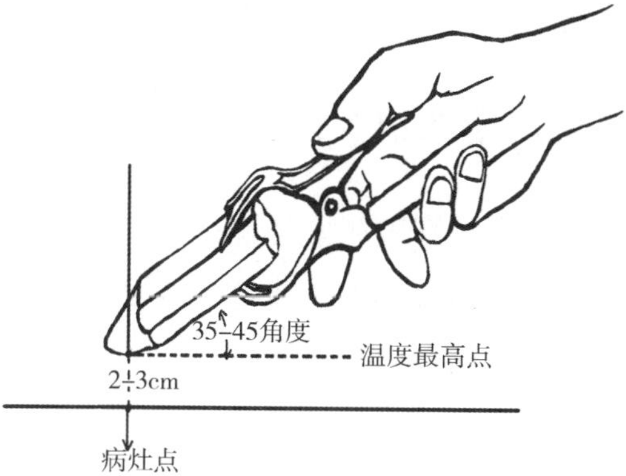

图 3 – 5

（三）持香高度

香灸时持香高度距离点位皮肤通常是 2～3 厘米，同时需根据被调理者情况灵活调整，如对于皮肤感觉迟钝者或小儿，用食指和中指置于点位皮肤两侧，以感知点位皮肤的温度，做到既不致烫伤皮肤，也能确保梅花香的热量与药力渗透。

（四）香灸手法

1. 手法：以点位为中心，在直径大约为 1 厘米的圆圈内，匀速顺时针回旋施灸，旋转频率为每分钟 16 圈左右。

2. 目的：确保燃烧香头下侧的二分之一点垂直于点位皮肤表面，使梅花香的穿透力和加热面积达到最佳状态，皮肤局部温度快速提高有利于热力、药力螺旋式不断向下渗透皮肤，直达病灶，疏通经络，调理脏腑。

3. 注意事项：香灸过程中要注意观察皮肤和香头的变化，随机应变，灵活运用，直至用手触摸香灸部位微微出汗为度。

六、效果判断依据

一般来说，香灸过程中被调理者身体会出现各种反应和特殊感觉，根据这些反应和感觉，一方面可以判断香灸的效果；另一方面也可以对被调理者的身体状况做出初步诊断。若未出现任何反应与特殊感觉，预示病情重、病程长、病在里；如反应较为明显，则表示病情轻、病程短、病在表。

（一）被调理者的皮肤感觉

在香灸过程中，通常被调理者先后会有温、热、刺、烫、散五种感觉：

1. 温：开始香灸时，被调理者的皮肤毛孔处于封闭状态，刚点燃的梅花香高于其皮肤表面的温度，因此最初被调理者通常会有微热、舒服的感觉。

2. 热：随着梅花香燃烧的温度越来越高，被调理者的皮肤表面温度也越来越高，其感受到的热度升高，皮肤的毛孔也会慢慢打开。

3. 刺：当香灸到一定时间，被调理者有类似针扎一样的刺痛感觉，表明此时皮肤的毛孔已经完全打开，梅花香的热量和药力正在沿着毛孔向病灶深处渗透。

4. 烫：当被调理者感觉到烫时，表明点位皮肤局部温度过高，已经达到最高耐受点，此时应该按揉点位皮肤，将热量向周围扩散，以防皮肤起水疱。

5. 散：当梅花香的热力从局部扩散到经络，被调理者便不再有因局部温度过高而产生的烫感，而是感觉到整条经络的温热。

以上温、热、刺、烫、散五种感觉因人而异，有的被调理者经络敏感，感觉细微，首次香灸就会有温、热、刺、烫、散全部感觉，有的被调理者可能需要香灸数次后才会有以上感觉。因此，香灸过程中需要随时与被调理者沟通，根据其反馈的身体感觉做出判断，灵活调整。

（二）梅花斑

在香灸过程中，通常香灸部位的皮肤表面会出现微红，中心处隐约可见不同颜色的梅花状斑点，有的花瓣边界清晰，有的花瓣界限相对模糊，称之为梅花斑。随着香灸过程的深入，梅花斑会逐渐消失。

不同的人或者同一人的不同部位会出现不同颜色的梅花斑，根据梅花斑的颜色，可以初步判断被调理者的身体情况。

1. 如果梅花斑的颜色呈现微红色，是梅花香灸的正常反应。

2. 如果梅花斑的颜色呈现白色，说明被调理者体内寒湿气重。

3. 如果梅花斑的颜色呈现黄色，说明被调理者体内有堵塞，气血不通。

4. 如果梅花斑的颜色呈现紫色，说明被调理者体内有瘀结。

5. 如果梅花斑的颜色呈现黑色，且黑色部分表现为片状，说明此处有黑色素的沉着；如果黑色部分表现为点状，说明被调理者体内瘀结严重。

（三）水疱

香灸结束后，有的被调理者身体其他部位而非香灸部位出现小水疱，这是体内邪气排出体外的通道。皮肤有自我修复的功能，可以挑破水疱，水疱破裂处不能接触水，贴膏药也要避开此处。

通常不同的人或者同一人的不同部位会出现不同颜色的水疱，根据水疱的颜色，可以初步判断被调理者的身体状况。

1. 如果水疱呈现透明无色，说明被调理者体内有寒湿。

2. 如果水疱呈现黄色，说明被调理者体内有瘀热。

3. 如果水疱呈现血水样，说明被调理者体内湿毒很盛。

注意：如果香灸过程中或香灸后，被调理者的香灸部位或周围部位出现水疱，有些是体质及正常瞑眩反应，而有些则属于灸法不当。

七、禁忌证

1. 婴幼儿、儿童香灸对调理者要求较高，为安全起见初学者慎用。

2. 女性经期、孕期、哺乳期及产后30日内禁止香灸。

3. 严重心功能不全者禁止香灸。

4. 凡各种出血性急症（包括吐血、咯血、外伤出血、便血等）、急性热病、外感温热、阴虚内热/真热假寒、脉搏过快、血压过高、高热抽风、眩晕昏迷等禁止香灸。

5. 体表大面积溃烂、创伤、疮疹、强烈过敏反应等严重症状不宜立即对病灶处进行香灸。

6. 切忌饭前空腹时或饭后立即香灸。

7. 切忌酒后香灸。

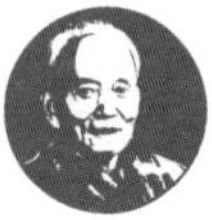

八、好转反应、现象说明及处理

刘氏梅花香灸具有祛邪扶正双向调节作用，因此香灸调理期间，随着被调理者体内毒素的排出，有的被调理者的身体会有特殊感觉和反应，这是药力改善体质的正常反应，为内邪外出之故，是人体阳气调动起来修复机体的必要过程，这种情况通常称为瞑眩反应，此非不良反应，而是一种好转现象，短时间后就会自然减轻或消失。香灸后反应因人而异，通常表现为以下几方面：

1. 香灸过程中，如果被调理者的点位皮肤或者身体其他部位出现痒、麻、胀、痛感，表明香灸正在恢复人体正常经络功能，可按如下方法处理：

（1）痒：说明该部位有风邪，按揉后即可消除。

（2）麻：经络传导会有发麻的感觉，称为得气，也是缺血反应，这是激发经气的表现，随着香灸的进行，麻感就会消失。

（3）胀：说明该部位有瘀堵，取远端按揉即可；如香灸大椎时有胀感，提拿肩井即可；香灸环跳时有胀感，按揉下肢即可。

2. 感觉热传感至会阴处，说明任脉疏通、胞宫气血充盈，卵巢功能逐渐改善。

3. 香灸后，被调理者面色红润有光，皮肤饱满滋润，色斑变淡、痘痘消失。

4. 香灸后，被调理者心情舒畅、放松。

5. 香灸后有发冷感，是寒性体质排寒现象，要适当多灸，配以贴膏效果更佳。

6. 腹腔发热传至后腰，上至百会，下至涌泉，表明此时经络已经畅通，香灸效果好。

7. 局部有石头压迫感，表明身体正在排湿，此时继续温灸透，便可将湿气排出，使经络通畅。

8. 肠区发出“咕咕”的声音或者排气，这是促进肠蠕动，帮助排除身体浊气的表现。

9. 如果腹部或后腰出黏汗，表明血液黏稠、血脂高、血液毒素垃圾过多。

10. 香灸时如果只是上半身热或下半身热，说明不热的部位气血瘀滞，经络不通，需要整体调理。

11. 香灸后出现口中干燥、咽喉不适，说明上焦有虚火，按揉承浆即可。

12. 刚开始灸很热，一段时间后不再感觉到热，表明此时经络已经疏通，提示此处气血虚，是温补气血的过程，需要稍长时间温灸。

13. 香灸后出现酸痛、疲劳、嗜睡（白天爱困），说明为酸性体质，血液循环差，气血不足，而香灸后使得血液循环加快，一般体质弱的被调理者前两到三次会出现乏力、困倦现象，这是身体应激养气血的反应。

14. 香灸后脐部出现黄水，说明有妇科炎症或肠胃炎症。

15. 香灸后阴部瘙痒、分泌物增加或有血块，说明有妇科问题或月经不调，调整经期中会出现短暂乱经。

16. 香灸出现水疱或红疹，表明体内的毒素正在排出。

17. 脐下出水疱，说明有妇科问题，水疱下有红点表明有炎症。

18. 脐周出水疱是肠道湿寒，湿寒严重者脐周会有一圈硬皮。

九、注意事项

1. 香灸时调理者应保持衣着整齐、集中精力、心平气和、目不斜视，并不时与被调理者进行简单亲切的交流，以了解和掌握其反应与感受，及时调整香灸手法或方案，使被调理者感到舒适，并达到最佳的香灸效果。

2. 调理者要根据调理方案找准点位，以保证香灸效果。

3. 香灸过程中，调理者应随时注意观察燃烧的梅花香头，及时磕掉香头上的香灰，以免因燃烧时间过长香灰松散后，自动脱落引发烫伤或者着火；每次香灸结束后，调理者应及时将燃烧的梅花香置于事先备好的灭香器具内，使其缺氧后自动熄灭；灭香时切忌直接用水浇灭，使香头炭化，导致再次使用时不易点燃，且影响疗效。

4. 因香灸时要暴露部分体表部位，冬季气温较低要注意保暖，夏季高温时要防中暑，及时调节室内温度，并做好通风换气。

5. 宜选择整洁、卫生、安静的环境，定期进行全面消毒，避免污染。

6. 香灸时所在区域相对封闭，室温舒适稳定，避免香灸期间受风着凉。

7. 香灸头面部、肝区、上焦等部位的时间不宜过长。

8. 香灸面部，尤其是眼部周围时，操作一定要谨慎，要特别注意香灰散落或香头距离过近造成的烫伤。

9. 梅花香点燃后，其表面温度高，因此在香灸过程中调理者应注意力集中，避免灼伤皮肤。

10. 被调理者香灸后，两小时内忌寒凉、忌洗澡，香灸部位要注意防风。

11. 香灸过程中，如果被调理者出现头晕、眼花、恶心、面色苍白、心慌、汗出，甚至发生晕倒，称之为晕灸。晕灸虽不多见，但是一旦晕灸，要立即停灸，并躺下静卧，香灸足三里，温和灸 10 分钟左右。

十、手法练习

（一）持香手法练习

方法：自我练习、双人对练。

要求：握香手法、角度、高度准确。

（二）香灸手法练习

方法：自我练习、双人对练。

要求：掌握速度、范围、顺时针回旋。

（三）香灸基本点位练习

方法：自我练习、双人对练。

要求：找准下列点位，手法准确。

1. 大椎；
2. 至阳；
3. 命门；
4. 神阙；
5. 手部：劳宫、掌根；
6. 足部。

第四章　刘氏自制药膏贴敷法

一、内涵与特色

刘氏自制药膏，由纯天然中草药，经过传统炮制方法制成膏剂，辅以手工打浆制成的麻纸为药引，贴敷于体表特定部位，经透皮吸收对局部和全身进行调理的一种外调方法。由刘氏传人刘俊岑老先生传承先祖医药学精髓，不断创新融合，后经传承人刘应凯先生多年反复实践验证加以创新改进而成。

刘氏自制药膏对全身急慢性疾病均有调理作用，尤其适用于疖痈、鼻炎、肿块、牙痛、咽炎、跌打损伤、腰腿痛、乳腺增生、淋巴肿大、乳腺瘤、不明原因引起的肿胀等局部疼痛性问题。局部疼痛大多由肌肉粘连和结节引起，均属中医“痹症”范畴，和现代医学的软组织疾病相对应。“痛则不通，通则不痛”，软组织的损伤过程实质上是人体的经筋性组织保护性挛缩、扭转、牵拉或位移，或失去平衡时产生的阻碍，致筋路受阻、气血瘀滞、营养不良、神经传导不畅及紊乱，形成恶性循环，是导致临床各类筋结症状的主要因素。刘氏自制药膏具有消炎止痛、利湿除水、消瘀散结、局部松解与整体减张之效，故调理上述问题见效快、效果好。

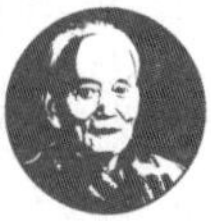

二、刘氏自制药膏和麻纸

（一）刘氏自制药膏

由刘氏圈疗数代传承创新中不断发展完善，并经过长期的临床应用验证形成的独特配方，用道地中草药，经过传统炮制方法制成的膏剂。具有以下特点：

1. 药效温和：本膏药有活血化瘀、消肿止痛的作用，且不刺激皮肤，一般没有特别强烈的走窜、发痒、发热、化脓、破溃等不良反应。

2. 粘贴性好：能够紧贴皮肤表面不易脱落。

3. 水溶性好：采用水溶性基质，易吸收，易清洗，贴敷后去除时无疼痛感。

（二）麻纸

刘氏自制药膏没有使用布、橡胶等常用膏药载体，而是采用了特有的麻纸作为载体。这种麻纸经长期反复测试，最终使用野生藤本植物茎和多种中药材作为原料，以传统手工方法制成。具有如下特点：

1. 透气性：轻薄透气，有利于贴敷部位被药力拔出的寒湿之气排出。

2. 柔韧性：韧性强，刮膏时不易破损，贴敷后能够紧紧包裹膏药，使膏药紧贴皮肤。

3. 水溶性：易溶于水，贴敷后取下膏药时不用撕扯，用温水冲洗即可轻松去掉，防止了因撕扯带来疼痛感甚至损伤皮肤。

4. 载药引药双重性：麻纸既是膏药的载体，同时因为其制作原料本身有疏通经络的作用，所以同时还作为膏药的药引，起到载药、引药的双重作用。

三、操作前准备

（一）被调理者健康状况的初步判断

1. 望诊：被调理者的形态、步态、精神状态、面色，对其基本健康状况做出初步判断。根据揉术和香灸过程中的被调理者的反应和调理者的体会，判断贴敷位置。

2. 问诊：通过询问，了解疾病史和症状，排除香灸禁忌证。

（二）环境与设备

1. 环境应整洁、干净、安静，光线柔和。有条件者，可播放舒缓的音乐，注意音量的大小应适度。

2. 室内温湿度以被调理者感觉舒适。

3. 理疗床、一次性床单。

4. 室内应按相应要求进行空气消毒。

（三）被调理者

1. 衣着宽松、适度。

2. 贴敷部位应充分暴露，不要佩戴饰品等尖锐物件，如头饰、耳环、项链、眼镜、戒指、手表、腰带等。

3. 根据需要，选仰卧、俯卧、侧卧或坐位。

4. 身体放松，呼吸均匀。

（四）调理师

1. 准备充足的麻纸，根据需要裁切成相应的规格。

2. 准备刘氏自制药膏、刮膏器。

3. 清洁手部。

四、基本操作步骤和方法

（一）备纸

麻纸整张规则为 8cm×24cm，根据调理需要和病灶大小裁剪使用。

一般使用有如下三种规格：

- 整张（8cm×24cm）
- 1/2 张（8cm×12cm）
- 1/4 张（4cm×12cm）

（二）刮膏

将麻纸相对粗糙的一面朝上，平铺在操作台上（为防止膏药污染操作台面，可在麻纸下垫上纸板或玻璃）。刮膏板取适量膏药，均匀地将其刮涂在麻纸上。厚度以拿起对光，微微透光为宜（约 0.2～0.3mm 厚）。如此反复，直至刮满麻纸（图 4－1）。

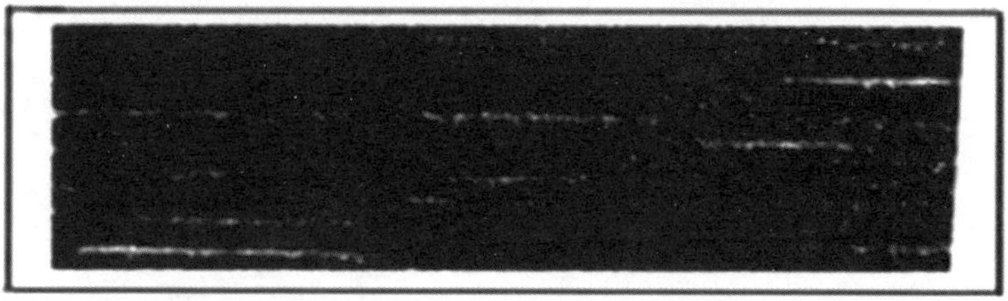

图 4－1

刮好的膏贴应及时贴敷，以防膏药因放置时间过长变干，影响贴敷效果。

（三）贴敷

根据调理需要，分步骤分部位进行贴敷。贴敷要点如下：

1. 基本保持横平竖直，先左后右（术者方向）。
2. 应保证膏药与皮肤贴敷紧致，避免气泡、空隙。
3. 贴敷后用手轻轻拍打、按压，使其贴紧粘牢。
4. 贴敷时间一般是 48 小时。

（四）清洗

用热水冲洗或湿毛巾热敷后缓缓揭下。切忌强行撕扯麻纸，以防损伤皮肤。若被调理者自行清洗，应讲清以上要点。

五、鼻子调理贴法

【功效】调理鼻炎，祛眼袋，预防老年性白内障、飞蚊症等。

【纸张】2 张 1/4 纸。

【操作步骤】先左后右（图 4－2）。

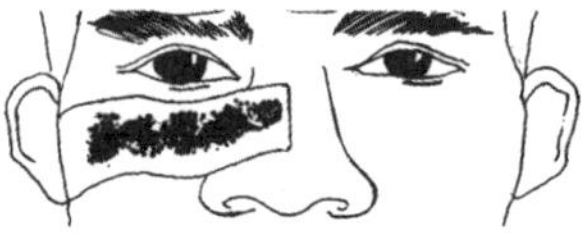

第一步

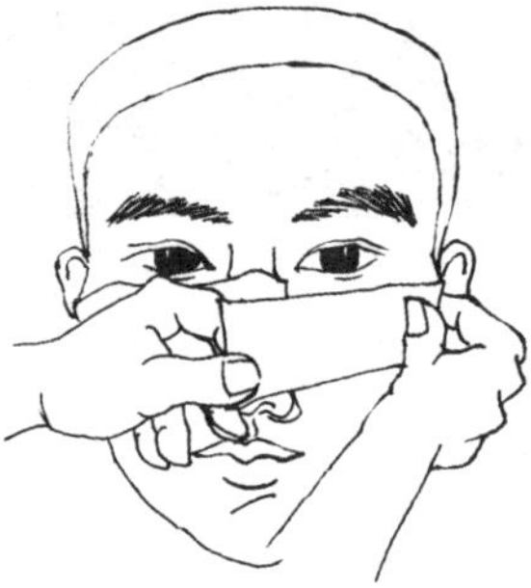

第二步

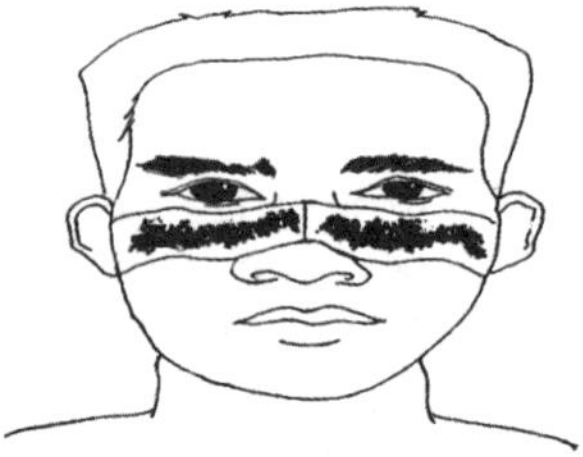

完成图

图 4－2

六、面部美容贴法

【功效】祛痘、收细毛孔，调理油性皮肤，调理毛囊炎。

【纸张】7 张 1/4 纸。

【操作步骤】从上到下，先左后右（图 4－3）。

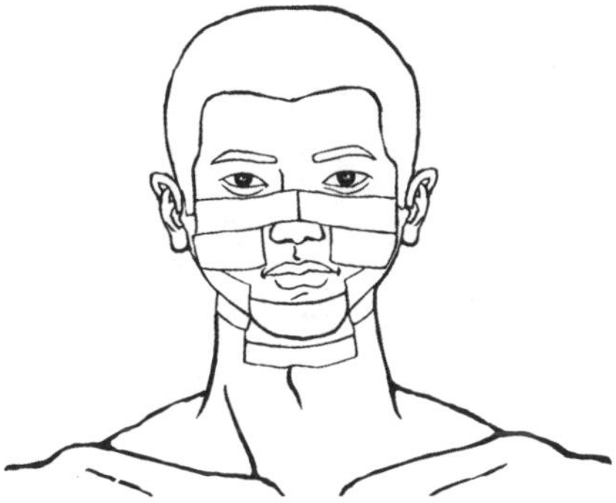

图 4－3

七、耳部调理贴法

【功效】补益肝肾，养肝明目，调理由肝阴虚引起的耳鸣、耳聋、飞蚊症等。

【纸张】2 张 1/4 纸。

【操作步骤】先左后右（图 4－4）。

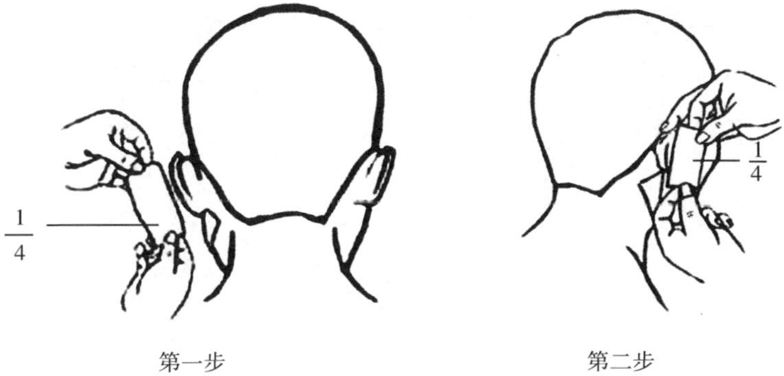

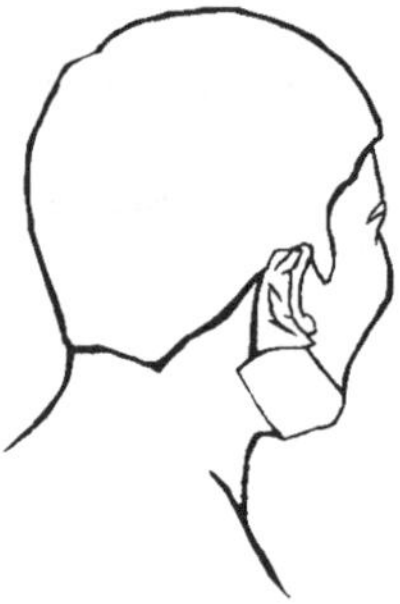

完成图

图 4－4

八、淋巴调理贴法

【功效】消除淋巴结节，增强机体免疫功能。

【纸张】4 张 1/4。

【操作步骤】先左后右（图 4－5）。

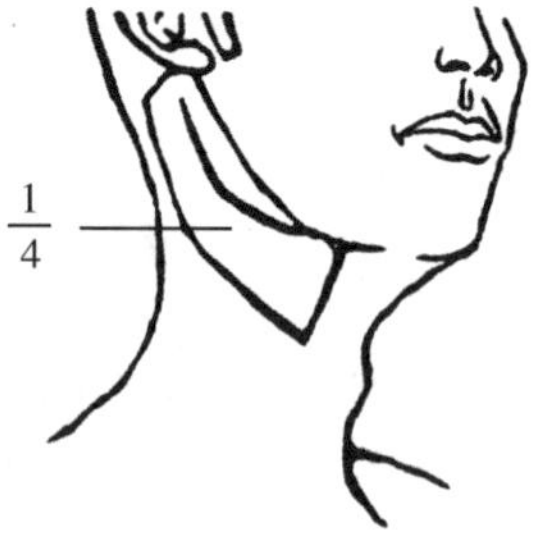

第一步

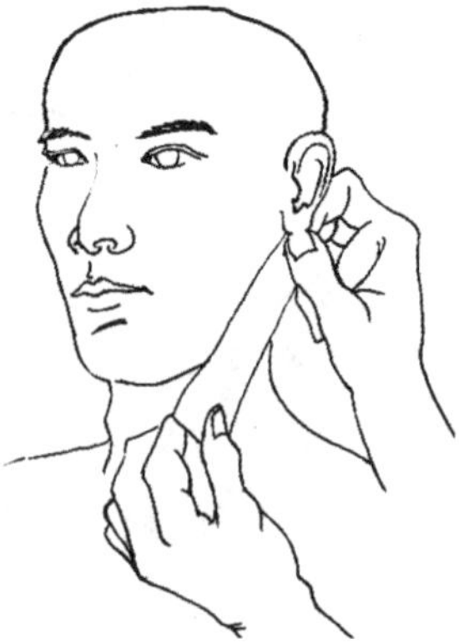

第二步

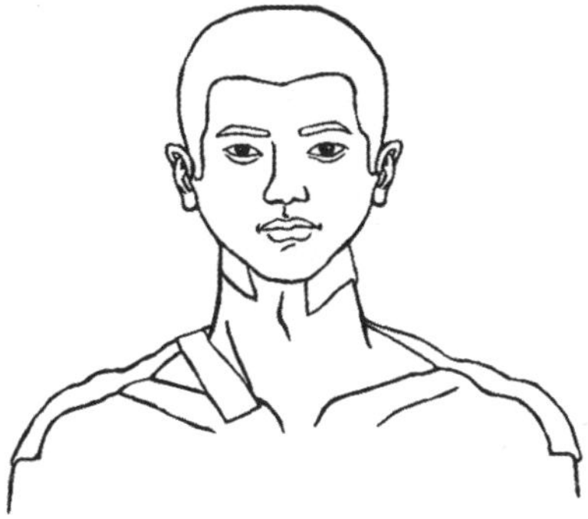

第三步

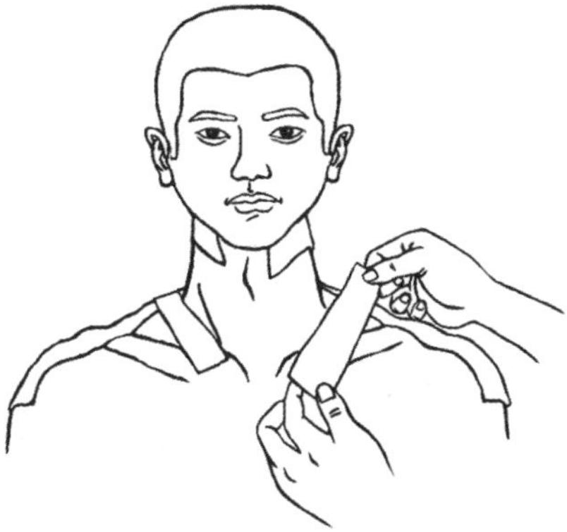

第四步

图 4－5

九、肩颈、肺俞调理贴法

【功效】调理肩周炎，调理肺气不足，调理肺阴虚引起的喘咳等。

【纸张】4 整张。

【操作步骤】先肩颈后肺俞区（图 4－6）。

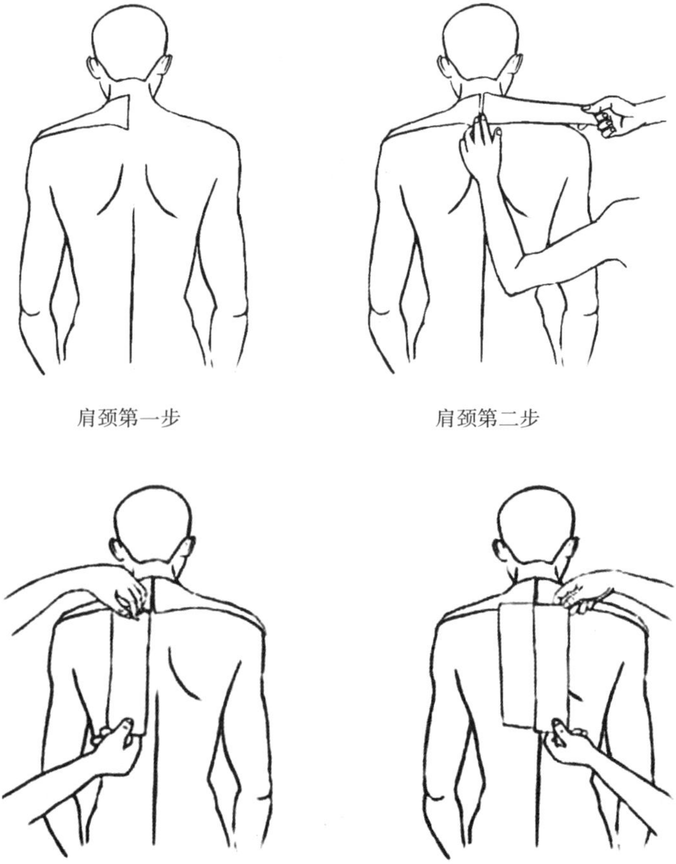

肩颈第一步　肩颈第二步

肺俞区第一步　肺俞区第二步

图 4－6

十、前胸调理贴法

【功效】调理咽炎，调理肺气不足所致胸闷气短，调理支气管炎、肺炎及肺阴虚引起的喘咳。

【纸张】2 整张。

【操作步骤】先左后右（图4－7）。

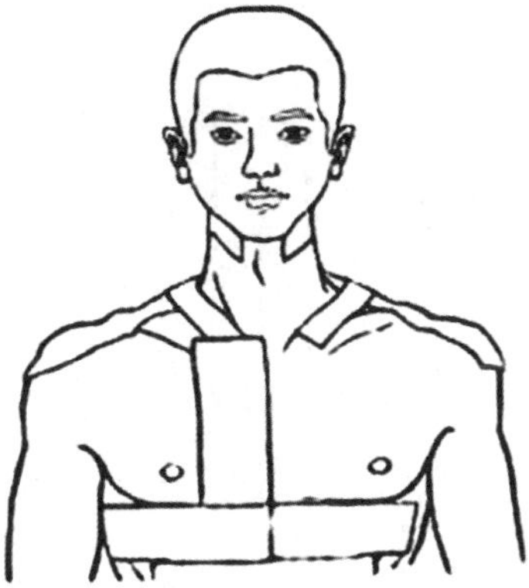

第一步

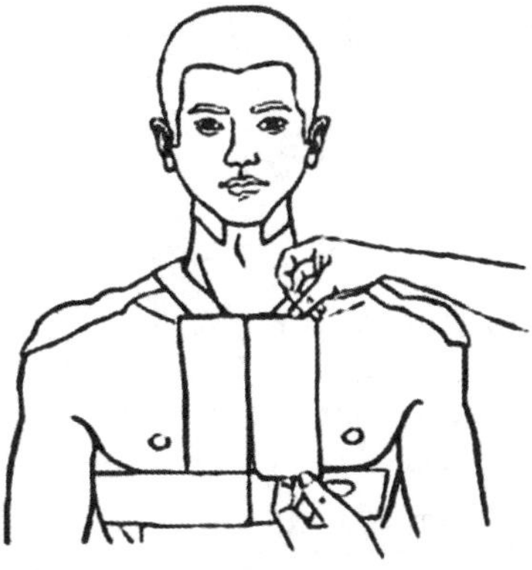

第二步

图4－7

十一、脊柱、膀胱经调理贴法

【功效】调理椎体疼痛，调理气血虚，增强免疫功能。

【纸张】4整张。

【操作步骤】先左后右，先上后下（图4－8）。

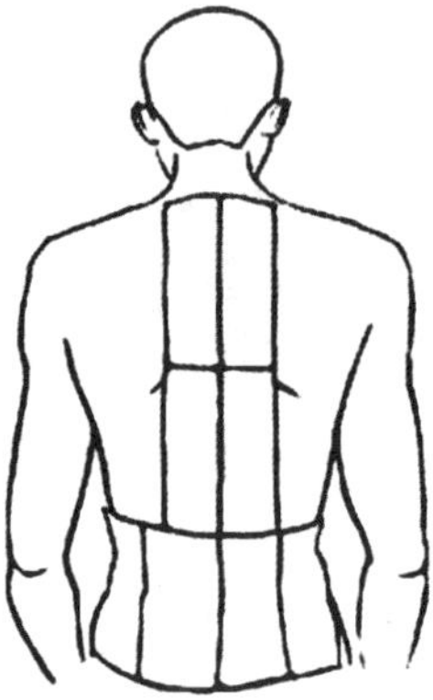

图4－8

十二、女性乳腺调理贴法

【功效】调理乳腺增生、囊肿、结节，疏通乳腺微循环。

【纸张】3整张。

【操作步骤】以乳晕为中心，对整个乳房进行包绕，并将乳头露出，先左后右。

十三、脾胃调理贴法

【功效】调理脾胃虚寒、脾胃虚弱所致食欲不振、消化不良、胃胀、胃酸、胃痛等。

【纸张】4整张。

【操作步骤】先左后右，先上后下（图4－9）。

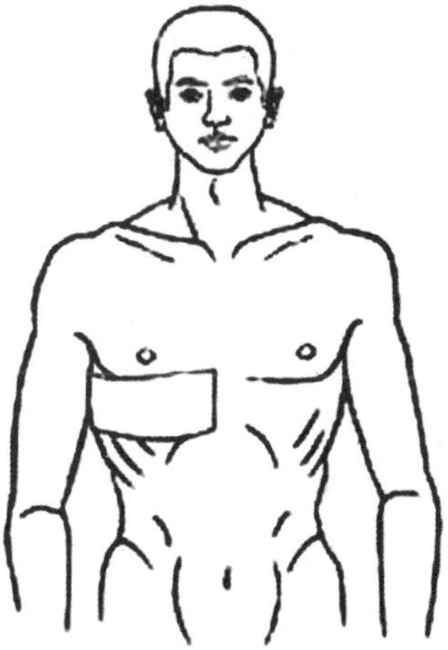

第一步

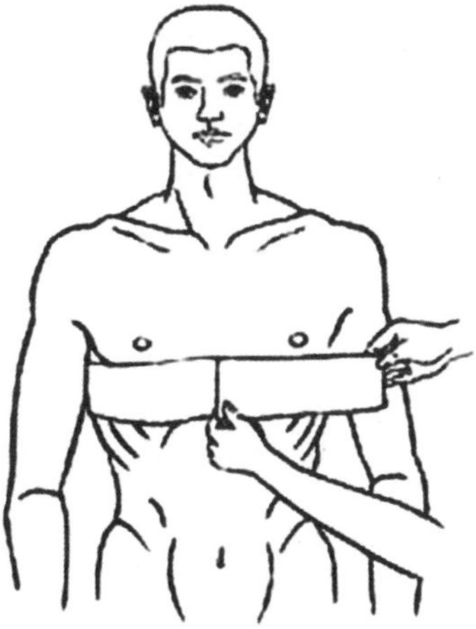

第二步

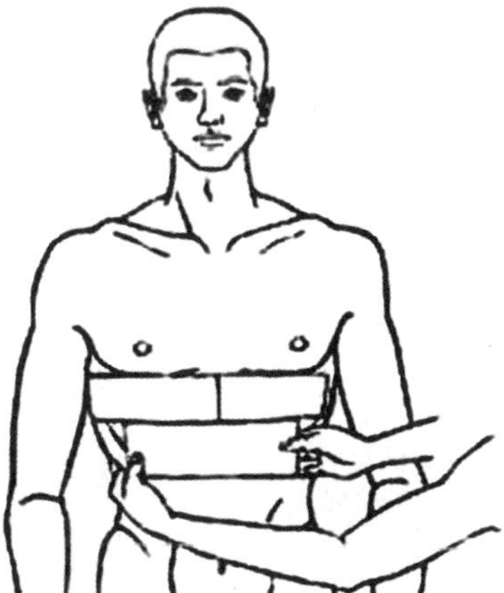

第三步

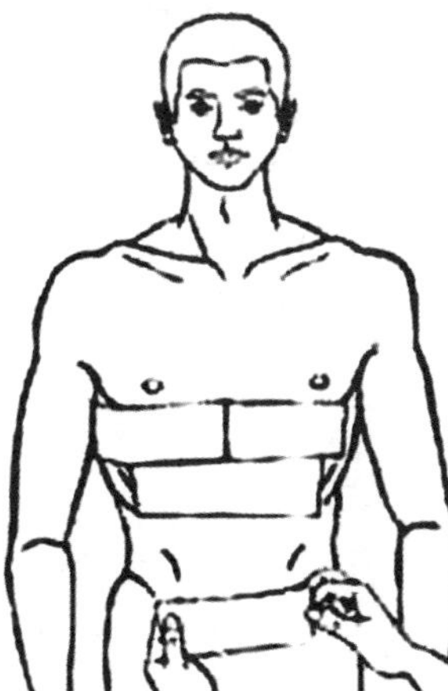

第四步

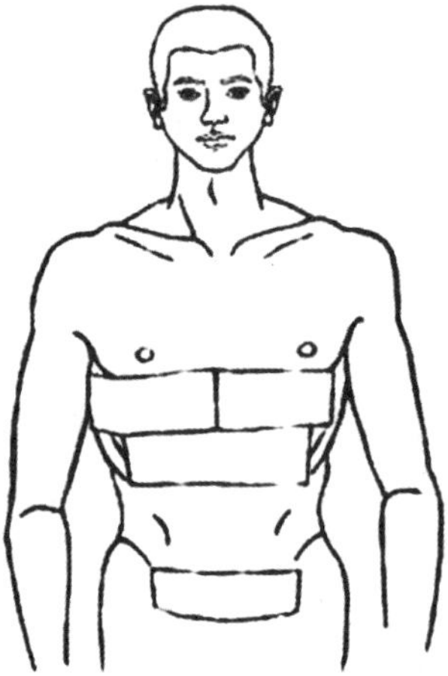

完成图

图 4－9

十四、腰臀部调理贴法

【功效】调理肾虚所致腰酸、腰痛、下肢无力、下肢发凉、腰椎间盘膨出等。

【纸张】4 整张。

【操作步骤】先左后右（图 4－10）。

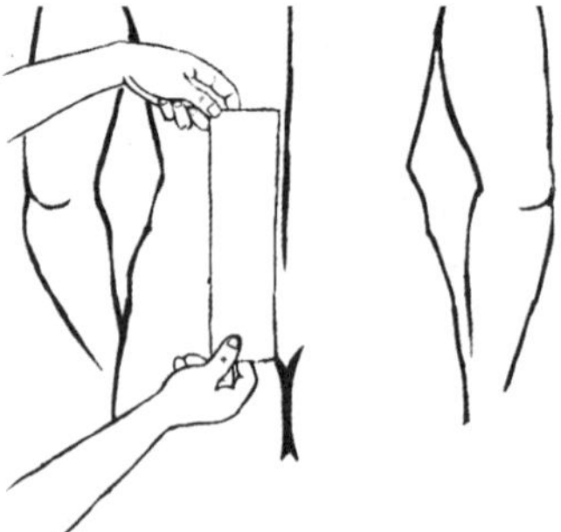

第一步

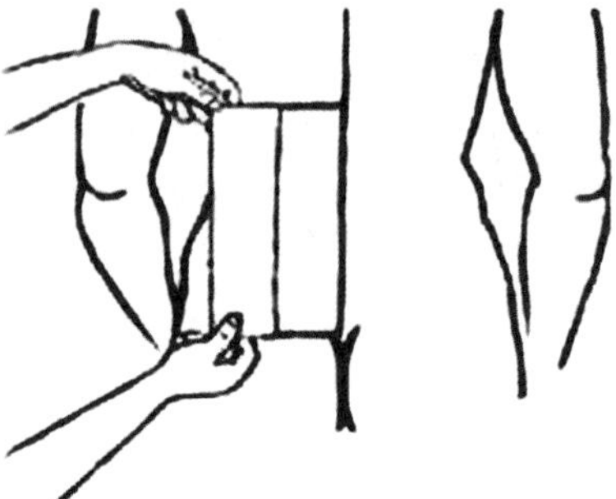

第二步

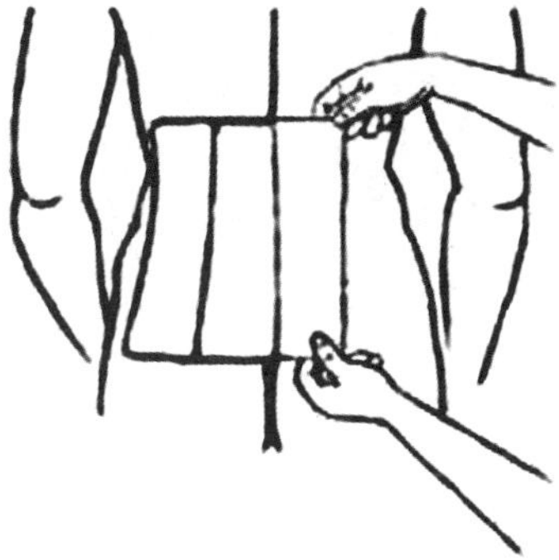

第三步

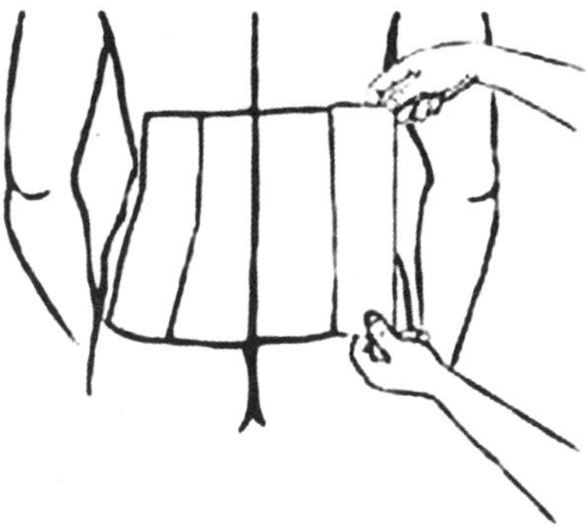

第四步

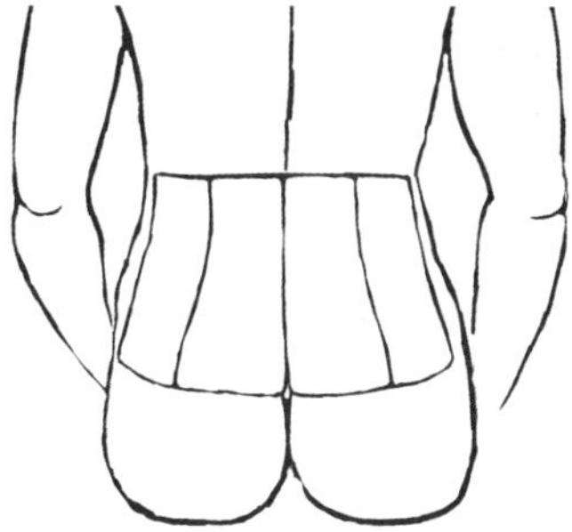

完成图

图 4 －10

十五、膝盖调理贴法

【功效】调理膝关节疼痛、肿胀，关节腔积液、滑膜炎、膝关节增生引起肿胀、疼痛，膝关节退行性病变引起的下肢无力、疼痛等。

【纸张】4 张 1/2 纸。

【操作步骤】先左后右，先上后下（图 4 －11）。

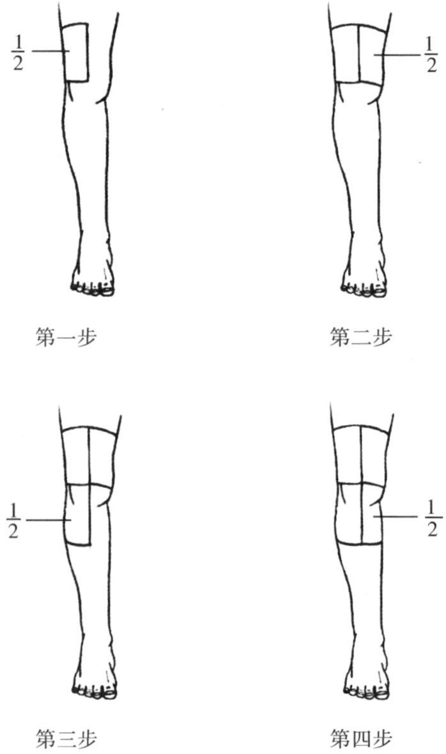

图 4－11

十六、腿部调理贴法

【功效】调理下肢肿胀、疼痛、无力，末梢循环差，下肢静脉曲张，下肢肌肉萎缩、麻木，促进下肢血液循环。

【纸张】3 整张，1 张 1/2。

【操作步骤】先左后右，先上后下（图 4－12）。

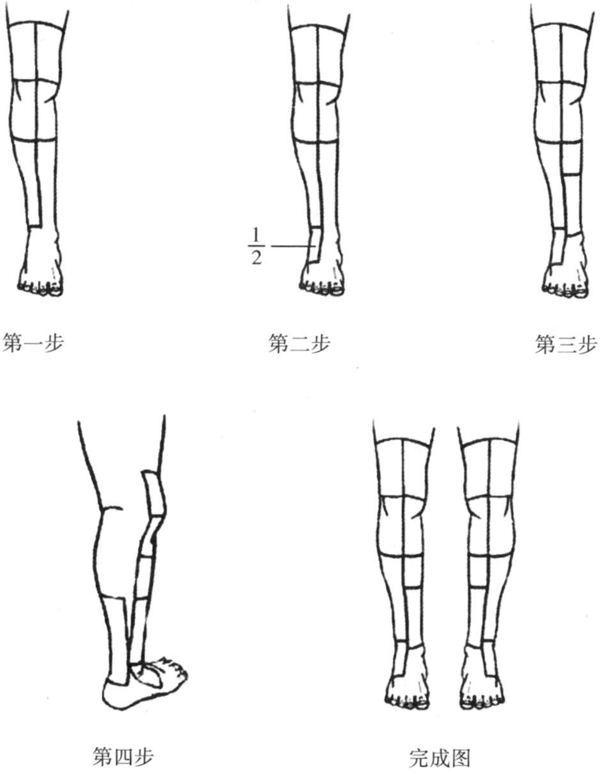

图 4－12

十七、常见问题处理及注意事项

（一）常见问题处理

1. 贴膏处瘙痒，而且贴敷很紧，此属风毒、湿毒外排现象。若瘙痒严重，可用毛巾热敷或用吹风机吹膏贴表面即可止痒。

2. 贴膏后会出现局部皮肤发红、发硬，此属体内寒湿的

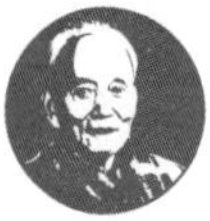

正常反应，一般随着调理的进行会缓解或消失。

3. 贴膏后皮肤上出现红疹、水疱，是因体质虚弱、气血不通而导致体内毒素长期积存，在刘氏自制药膏补益与排毒的共同作用下，将深层毒素排出体表的一种正常反应。待毒素排完，皮肤即可恢复正常。

（二）注意事项

1. 贴敷时，应根据实际需要，先将膏药刮涂在适宜大小的专用麻纸上，再贴敷于病灶和相应部位，不能直接将膏药涂抹到皮肤上。

2. 贴膏前，先对病灶部位和其他贴膏处进行梅花香灸，促进气血运行，然后再贴敷膏药，更有利于药物的吸收，增强疗效。

3. 换洗时，用热水冲洗或湿毛巾热敷缓缓揭下。切忌强行撕扯麻纸，以防损伤皮肤。

十八、手法练习

方法：双人对练。

要求：全身各部位贴敷练习。备纸适宜，刮膏厚度适宜、均匀，麻纸无破损，贴敷位置、顺序准确，贴敷平整，美观，紧致，无气泡，无缝隙。

第五章　刘氏圈疗体系三步法实际运用

一、常见病证调理三步法

（一）感冒、发烧

【适应证】感冒及感冒引起的发烧、头晕、头痛等症状。

【适应范围】儿童、成人。

【调理禁忌】

1. 孕妇及经期妇女禁用。
2. 忌烟酒、辛辣刺激食物。
3. 餐后半小时内不能调理。
4. 调理后 1 小时内禁止接触凉水。

【调理方法】

1. 揉术部位：至阳、大椎、肺俞（双侧）。
2. 香灸部位：至阳、大椎、肺俞（双侧）、命门、长强，印堂、太阳、风池、风府。

（二）颈椎病

【适应证】肩颈引起的疼痛症状。

【适应范围】成人。

【调理禁忌】

1. 孕妇及经期妇女禁用。

2. 忌烟酒、辛辣刺激食物。

3. 餐后半小时内不能调理。

4. 调理后 1 小时内禁止接触凉水。

【调理方法】

1. 揉术部位：大椎、肩井、云门、曲池。

2. 香灸部位：大椎、肩井、肩髃、手指。

3. 膏贴部位：肩颈部。

（三）头痛、偏头痛

【适应证】风寒、风热、风湿引起的头痛及偏头痛症状。

【适应范围】儿童、成人。

【调理禁忌】

1. 孕妇及经期妇女禁用。

2. 忌烟酒、辛辣刺激食物。

3. 餐后半小时内不能调理。

4. 中、重度高血压患者不宜。

5. 调理后 1 小时内禁止接触凉水。

【调理方法】

1. 揉术部位：头部。

2. 香灸部位：至阳、大椎、风池、风府、印堂、神庭、头维、百会、列缺、合谷。

3. 膏贴部位：肩颈部位，双侧耳后。

（四）乳腺肿块

【适应证】女性乳房肿块、肿胀、疼痛等症。

【适应范围】成人。

【调理禁忌】

1. 孕妇及经期妇女禁用。
2. 忌烟酒、辛辣刺激食物。
3. 餐后半小时内不能调理。
4. 调理后 1 小时内禁止接触凉水。

【调理方法】

1. 香灸部位：任督二脉。
2. 膏贴部位：脾胃部位，整个乳腺。

【注意事项】贴敷乳腺时应注意将乳头露出。

（五）宫寒

【适应证】由于宫寒引起的小腹疼痛等症。

【适应范围】成人。

【调理禁忌】

1. 孕妇及经期妇女禁用。
2. 忌烟酒、辛辣刺激食物。
3. 餐后半小时内不能调理。
4. 调理后 1 小时内禁止接触凉水。

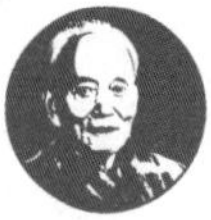

【调理方法】

1. 热敷腾宝：小腹、腰部、脚部。

2. 香灸部位：任督二脉。

3. 膏贴部位：脾胃部、腰部、腿部。

（六）落枕

【适应证】由于落枕引起的疼痛、颈项无法转动等各种不适症状。

【适应范围】成人、儿童。

【调理禁忌】

1. 孕妇及经期妇女禁用。

2. 忌烟酒、辛辣刺激食物。

3. 餐后半小时内不能调理。

4. 调理后 1 小时内禁止接触凉水。

【调理方法】

1. 揉术部位：肩颈、腿部。

2. 香灸部位：肩颈部位。

3. 膏贴部位：肩颈部位、腿部。

【注意事项】落枕时，对肩颈部位进行揉术时，一定要遵循“左边落枕做右边；右边落枕做左边”的原则；同时多应用腿部揉术。

（七）鼻炎

【适应证】由于鼻炎引起的鼻塞、通气不畅等症。

【适应范围】成人、儿童。

【调理禁忌】

1. 孕妇及经期妇女禁用。

2. 忌烟酒、辛辣刺激食物。

3. 餐后半小时内不能调理。

【调理方法】

1. 揉术部位：头部揉术（主要针对鼻部）。

2. 香灸部位：任督二脉、印堂部位、鼻梁部位。

3. 膏贴部位：眼部。

（八）腹泻

【适应证】由于寒凉引起的腹泻。

【适应范围】成人、儿童

【调理禁忌】

1. 孕妇及经期妇女禁用。

2. 忌烟酒、辛辣刺激食物。

3. 餐后半小时内不能调理。

【调理方法】

1. 揉术部位：至阳、委中、承山、足三里、涌泉。

2. 香灸部位：命门、长强、神阙、足三里。

3. 膏贴部位：肝、胆、脾、胃、腰部。

（九）便秘

【适应证】由于便秘引起的各种不适。

【适应范围】成人、儿童。

【调理禁忌】

1. 孕妇及经期妇女禁用。

2. 忌烟酒、辛辣刺激食物。

3. 餐后半小时内不能调理。

【调理方法】

1. 揉术部位：至阳、腹部、委中、承山、足山里。

2. 香灸部位：命门、神阙、足三里。

3. 膏贴部位：肝、胆、脾、胃。

（十）牙痛

【适应证】由于上火、发炎引起的疼痛症状（以止痛为主）。

【适应范围】成人、儿童。

【调理禁忌】无。

【调理方法】

揉术部位：大迎、巨髎、太阳。

（十一）踝部扭伤（崴脚）

【适应证】由于崴脚引起的踝关节肿痛等。

【适应范围】成人、儿童。

【调理禁忌】

1. 孕妇及经期妇女禁用。

2. 忌烟酒、辛辣刺激食物。

3. 餐后半小时内不能调理。

【调理方法】

1. 香灸部位：涌泉、脚趾、足后跟。

2. 膏贴部位：踝关节。

二、典型案例

杨某，女，45 岁，某企业办公文员。平日体健，无基础疾病，无不良嗜好，生活习惯良好。

个人主诉：由于长期伏案工作、开车及坐姿不正，导致颈肩不适已达六七年之久，具体表现为：颈肩疼痛，易落枕。近期局部症状明显，疼痛难以缓解。

既往治疗：未到医院做系统检查。自行购买了电动按摩仪，每当肩颈不适症状明显时，就在不适部位电动按摩 20 分钟左右，症状可略有缓解。

刘氏圈疗调治过程：2016 年 6 月 2 日行刘氏圈疗调治，具体调理过程如下：

揉术部位：提拿肩井，揉大椎、风池、风府。

香灸部位：大椎、肩井、肩髃、曲池、阳池及手指关节。

局部贴膏部位：肩颈、双侧上肢。

调理一个疗程后，症状缓解；调理两个疗程后，疼痛等不适症状消除。被调理者自我感觉头部、肩颈部及肩胛伸展自如，感觉好转。

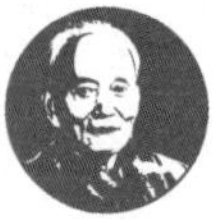

附录 1　刘氏圈疗发明人和传承人

发明人：刘俊岑（1920—2009），汲取百年家传绝学之精华，经反复实践和摸索，开创性地发明了攻克癌瘤类顽症的一种新型中医药疗法——刘氏圈疗法，以及研制了刘氏梅花香、“线绳牵引式排毒法制剂”、刘式自制药包、刘氏自制药膏等。其行医足迹遍及陕西、山东、北京、河南、山西等二十多个省市，中国香港，以及泰国等，治愈患者无数，被广大患者誉为“癌瘤克星”“神医”“神圈刘”。1996 年，香港国际中西医结合学术交流会为其颁发“国际名医证”；1998 年，获得第二届“爱迪生”世界发明博览会国际最高金奖；1999 年 4 月，刘老被聘为国际中华名医协会会员；2000 年，分别被香港国际中医研究会聘为“亚太地区永久学术顾问”，被全球华人专家名人远程交流协作中心编入大型国际交流经典《世界华人英才录》。

传承人：刘应凯，出生于 1947 年。本着“传承不泥古，发展不守旧”的推广发展思路，在传承传统的基础上，刘应凯先生心怀大爱，亲自带队，经过坚持不懈的探索、实践、创新、整理，进一步确立了刘氏圈疗外调疗法体系；以规范标准化调理治疗为中心思想，总结出了三步调理、五步治疗 + 综合体质养护的调治内容；所创建的陕西刘氏圈疗推广中心被国家人力资源和劳动社会保障部授权为推广基地，编撰了《刘氏圈疗技能操作内部培训基础教材》，使刘氏圈疗系列外调疗法成为实用型普及推广项目。此外，通过各种国内外大型学术交流会议进行圈疗技法和制剂的展示与讲座，开设特色疗法培训班，建立刘氏圈疗网络培训学校，开通网上会诊等一系列创新举措，不断扩大影响，完善体系建设。截至目前，著书《中医药外治探秘》已出版，共为全国各地培养输送技师3000余名，使刘氏圈疗在全国各地生根开花，传爱传福传健康到千家万户。

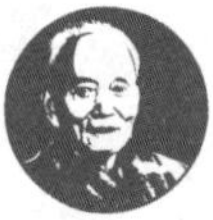

附录 2　中医经络腧穴基础

一、手太阴肺经

起于中焦，下络大肠，还循胃口（下口幽门，上口贲门），通过膈肌，属肺，至喉部，横行至胸部外上方（中府穴），出腋下，沿上肢内侧前缘下行，行于手少阴经与手厥阴经的前面，过肘窝沿前臂内侧，到腕后桡骨茎突的内侧缘，入寸口上鱼际，直出拇指内侧之端（少商穴）。

分支：从手腕的后方（列缺穴）分出，沿掌背侧走向食指桡侧端（商阳穴），交于手阳明大肠经。

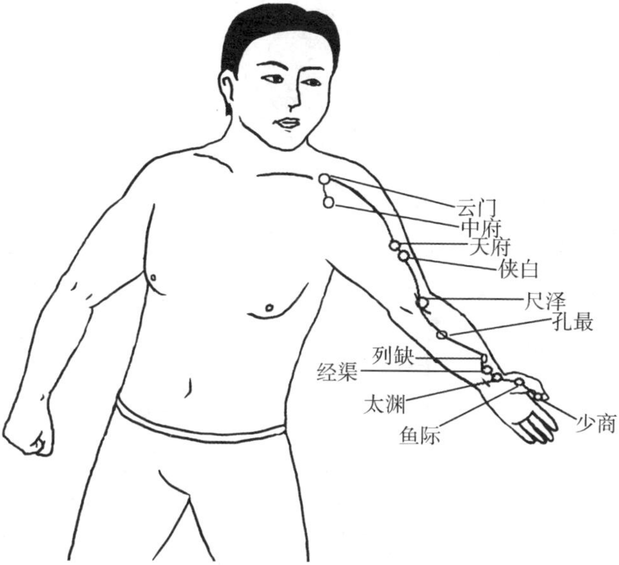

附录：2－1　手太阴肺经腧穴图

二、手阳明大肠经

起于食指桡侧端（商阳穴），沿着食指桡侧向上，通过1、2掌骨之间（合谷穴）向上进入两筋（拇长伸肌腱与拇短伸肌腱）之间的凹陷处，沿前臂前方，至肘弯外侧，再沿上臂外侧前缘，上走肩部（肩髃穴），沿肩峰前缘向上合于第7颈椎棘突下（大椎穴），并转折向下进入锁骨窝（缺盆穴），联络肺脏，向下通过膈肌下行，属大肠。

分支：从锁骨窝上行，经过颈部至面颊，进入下龈，回绕至上唇，交叉于水沟穴。左脉向右，右脉向左，分布在鼻孔两侧（迎香穴），交于足阳明胃经。

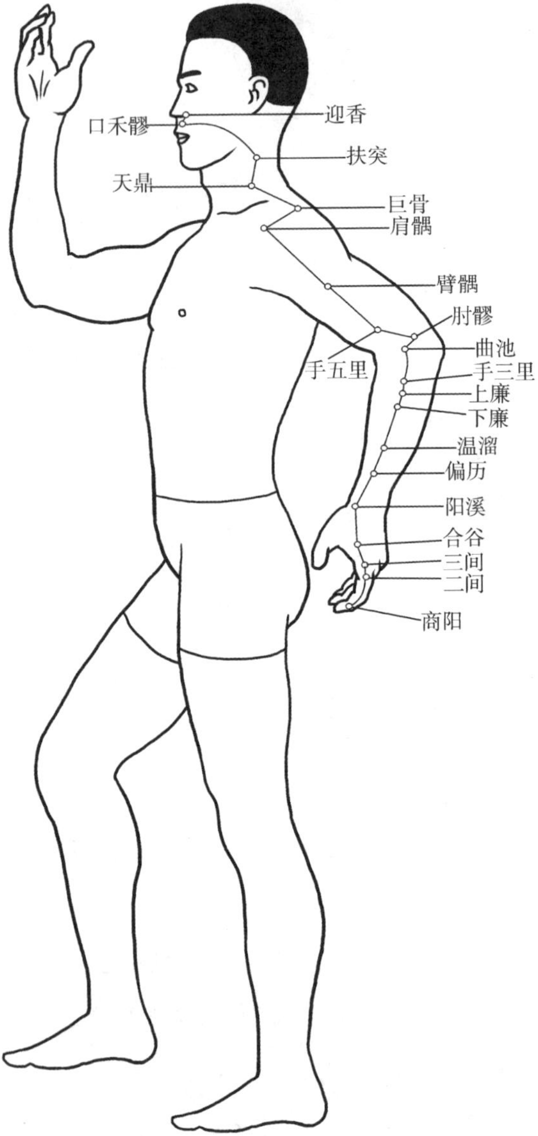

附录：2－2　手阳明大肠经腧穴图

三、足阳明胃经

起于鼻翼旁（迎香穴），挟鼻上行，左右侧交会于鼻根部，旁行入目内眦，与足太阳经交会；向下沿鼻柱外侧，进入上齿龈内，还出，挟口两旁，环绕嘴唇，在颏唇沟承浆穴处左右相交，退回沿下颌骨后下缘到大迎穴处，沿下颌角颊车穴，上行耳前，经过上关穴，沿发际，到达前额。

面部分支：从大迎前下走人迎，沿喉咙，进入缺盆部，向下通过膈肌，属胃，联络脾脏。

缺盆部直行的脉，经乳头，沿乳中线下行，向下挟脐旁，下行至腹股沟处的气冲穴。

胃下口部支脉：从胃下口幽门处分出，沿腹腔内下行到气冲穴，与直行之脉会使，再由此向下至髀关，直抵伏兔部，下至膝盖，沿着胫骨外侧前缘，下经足跗，进入第 2 趾外侧端（厉兑穴）。

胫部支脉：从膝下 3 寸处（足三里穴）分出，进入足中趾外侧。

足跗部支脉：从足背上的冲阳穴分出，进入足大趾内侧端（隐白穴），与足太阴脾经相接。

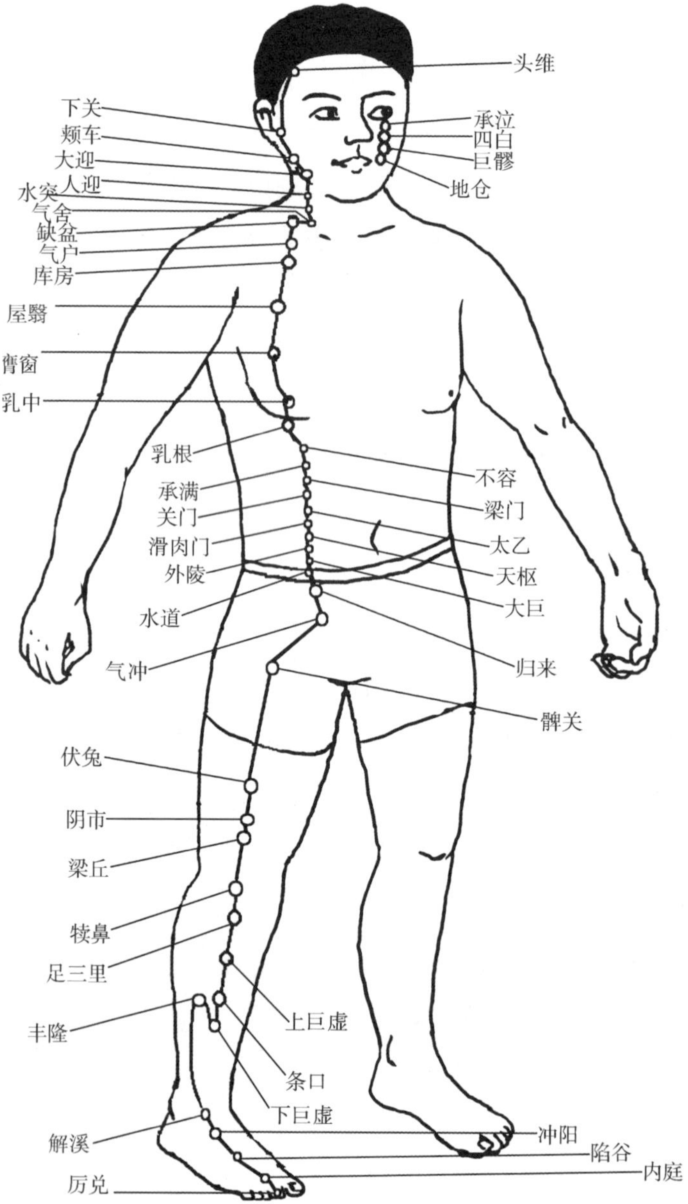

附录：2－3　足阳明胃经腧穴图

四、足太阴脾经

起于足大趾内侧端（隐白穴），沿内侧赤白肉际，上行过内踝的前缘，沿小腿内侧中线上行，在内踝上八寸处，交出足厥阴肝经之前，上行沿大腿内侧前缘，进入腹部，属脾，络胃，向上穿过膈肌，沿食道两旁，连舌本，散舌下。

分支：从胃别出，上行通过膈肌，注入心中，交于手少阴心经。

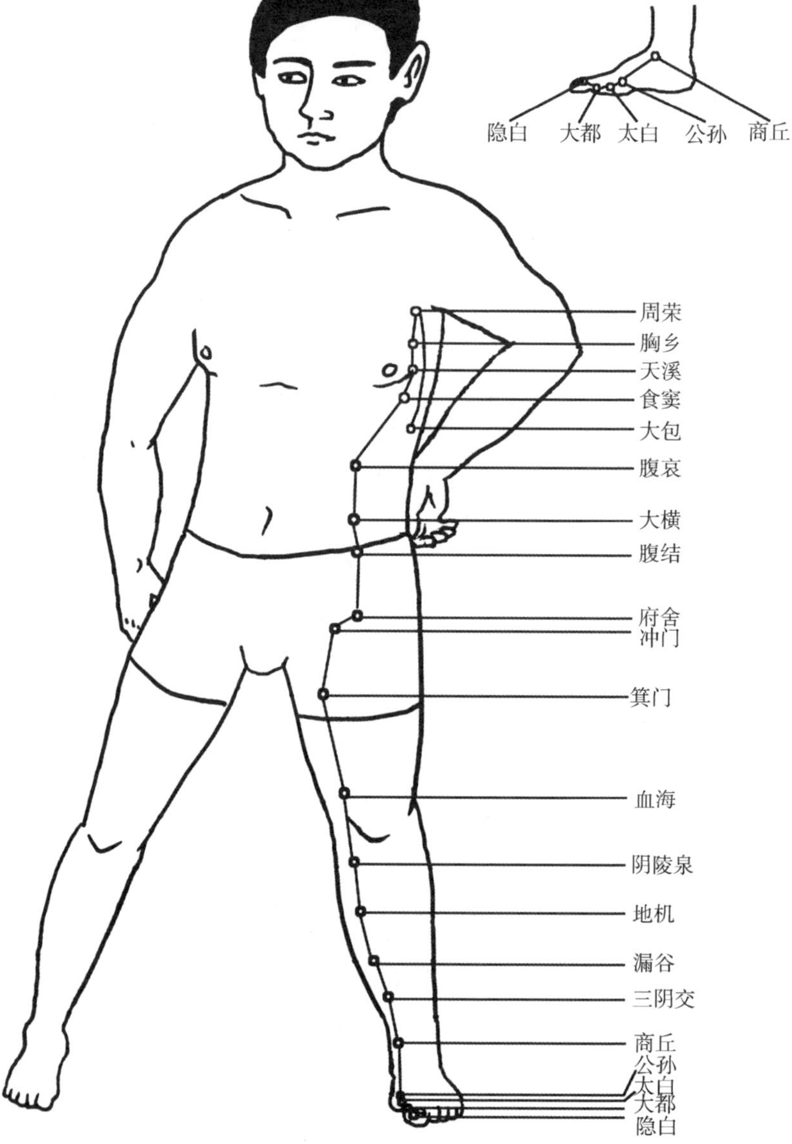

附录：2－4　足太阴脾经腧穴图

五、手少阴心经

起于心中，走出后属心系，向下穿过膈肌，络小肠。

分支：从心系分出，挟食道上行，连于目系。

直行者：从心系出来，退回上行经过肺，向下浅出腋下（极泉穴），沿上肢内侧后缘，过肘中，经掌后锐骨端，进入掌中，沿小指桡侧端（少冲穴），交于手太阳小肠经。

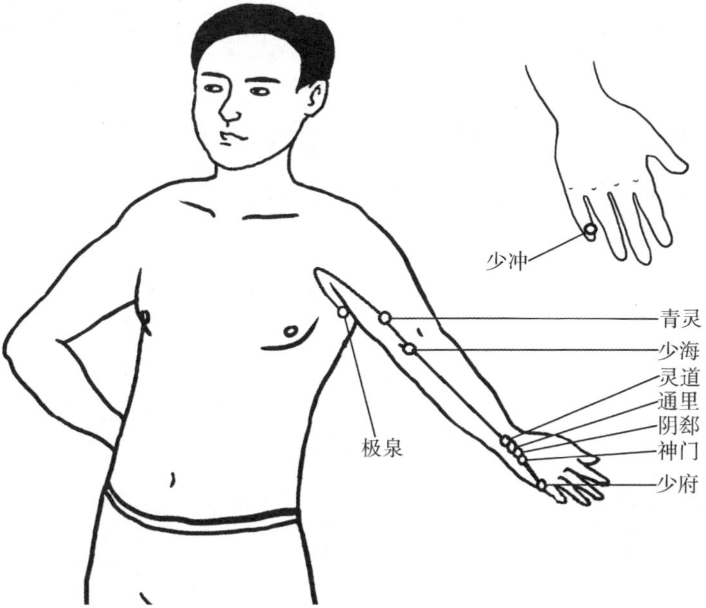

附录：2－5　手少阴心经腧穴图

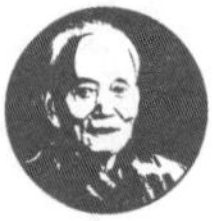

六、手太阳小肠经

起于小指外侧端（少泽穴），沿着手臂外侧至腕部，出于尺骨茎突，直上沿前臂后缘经尺骨鹰嘴与肱骨内上髁之间，沿上臂外侧后缘，出于肩关节后面，绕行肩胛部，交会于肩上大椎穴，向下进入缺盆部，深入体腔，联络心脏，沿着食管，通过膈肌，到达胃部，属小肠。

缺盆支脉：沿着颈部，上达面颊，至目外眦，转入耳中（听宫穴）。

颊部支脉：从面颊部分出，上行目眦下，抵于鼻旁，至目内眦（睛明穴），与足太阳膀胱经相接。

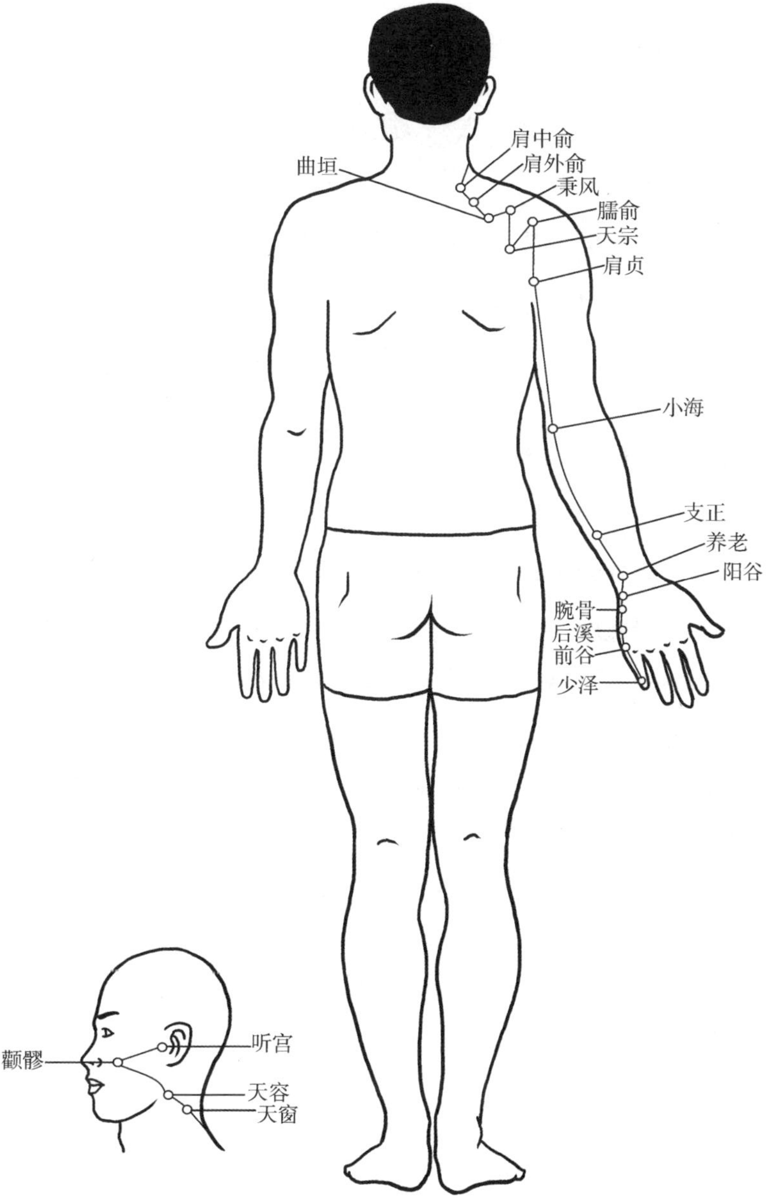

附录：2－6　手太阳小肠经腧穴图

七、足太阳膀胱经

起于目内眦（睛明穴），向上到达额部，左右交会于头顶部（百会穴）。

头顶部支脉：从头顶部分出，至耳上角部。

头顶部直行的主干：从头顶入里联络于脑，回出分开下行项后（天柱穴），下行交会于大椎穴，再分左右沿肩胛内侧，挟脊柱两旁（1.5 寸），到达腰部（肾俞穴），进入脊柱两旁的筋肉，深入体腔，络肾，属膀胱。

腰部的支脉：从腰部分出，沿脊柱两旁下行，穿过臀部，从大腿后侧外缘下行进入腘窝中（委中穴）。

后项的支脉：从项分出下行，经肩胛内侧，从附分穴挟脊（3 寸）下行到髀枢，经大腿后侧至腘窝中，与前一支脉会合，然后下行穿过腓肠肌，出走于足外踝后，沿足背外侧缘至小趾外侧端（至阴穴），交于足少阴肾经。

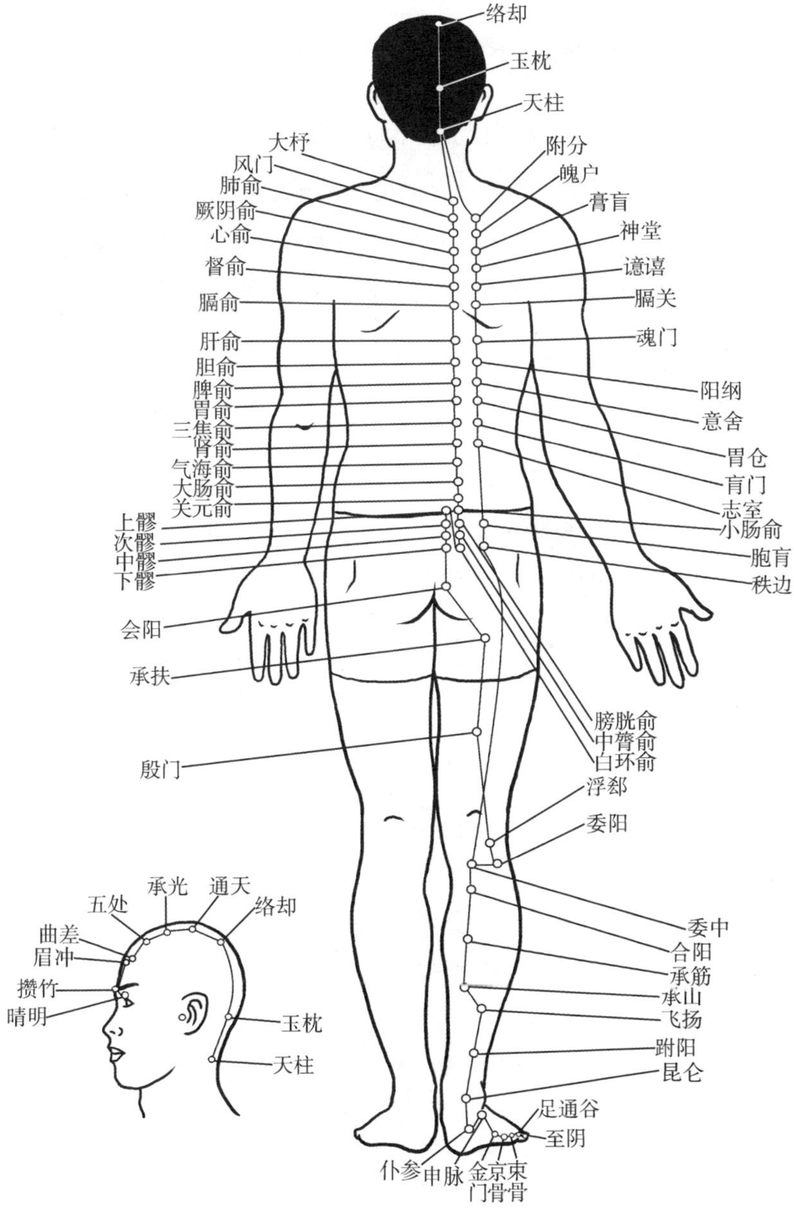

附录：2－7　足太阳膀胱经腧穴图

八、足少阴肾经

起于足小趾下，斜向足心（涌泉穴），出于舟骨粗隆下，沿内踝后，进入足跟，再向上行于小腿内侧后缘，出腘窝内侧，向上行股内后缘入脊内（长强穴），穿过脊柱，属肾，联络膀胱。

肾脏部直行的脉：从肾向上通过肝和膈肌，进入肺中，沿着喉咙，挟于舌根部。

肺脏部支脉：从肺出来，联络心脏，流注于胸中，与手厥阴心包经相接。

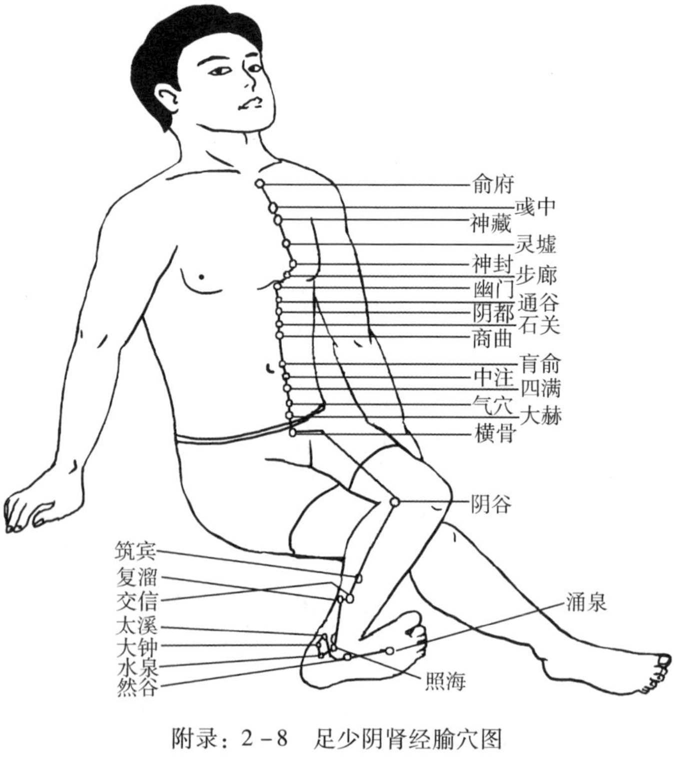

附录：2－8　足少阴肾经腧穴图

九、手厥阴心包经

起于胸中，出属心包络，向下通过膈肌，从胸至腹依次联络上、中、下三焦。

胸部支脉：沿胸浅出胁部当腋下 3 寸处（天池穴），上行到腋窝中，沿上肢内侧中线，行于手太阴和手少阴之间，进入肘窝中，向下行于前臂两筋的中间，进入掌中（劳宫穴），沿着中指到指端（中冲穴）。

掌中支脉：从劳宫分出，沿着无名指出其尺侧端（关冲穴），与手少阳三焦经相接。

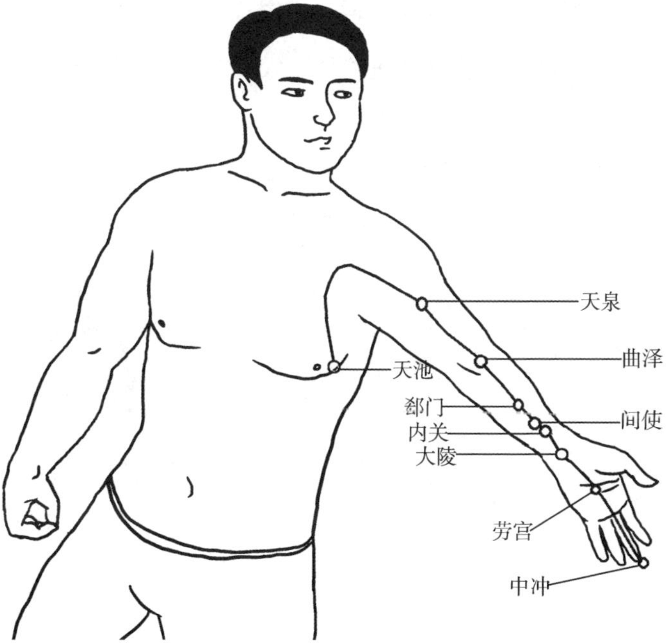

附录：2－9　手厥阴心包经腧穴图

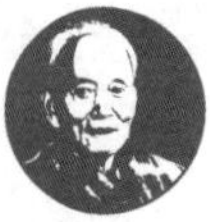

十、手少阳三焦经

起于无名指末端（关冲穴），向上出于第4、5掌骨间，沿着腕背，出于前臂外侧桡骨和尺骨之间，向上通过肘尖，沿上臂外侧，上达肩部，交出足少阳经的后面，向前进入缺盆部，分布于胸中，联络心包，向下通过膈肌，从胸至腹。属于上、中、下三焦。

胸中支脉：从膻中分出，上行出缺盆，上走颈部，沿耳后（翳风穴）直上，出于耳部，上行额部，再屈曲而下行至颊部，到达眶下部。

耳部支脉：从耳后进入耳中，出走耳前，经上关穴前，与前脉交叉于面颊部，到达目外眦瞳子髎穴，与足少阳胆经相接。

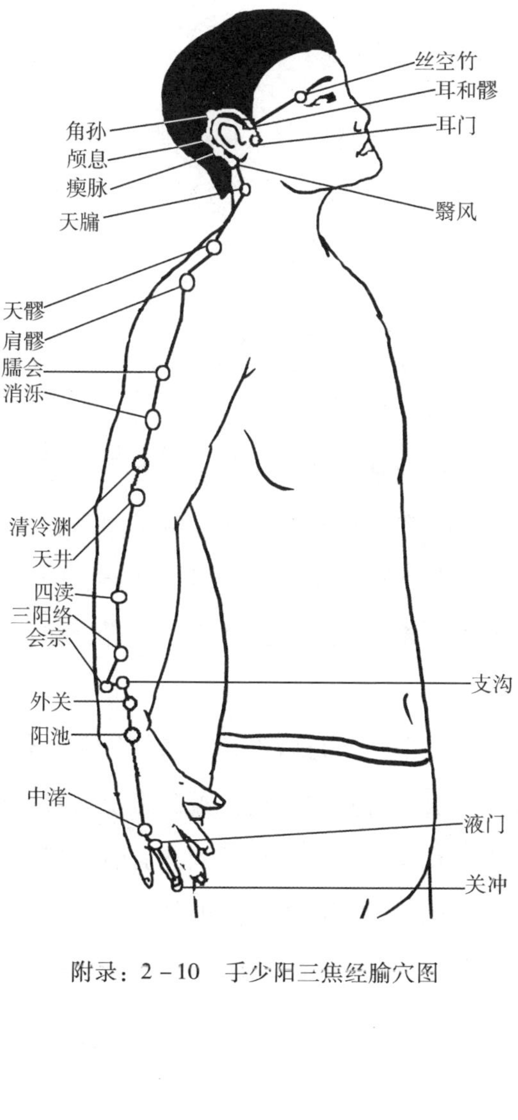

附录：2－10　手少阳三焦经腧穴图

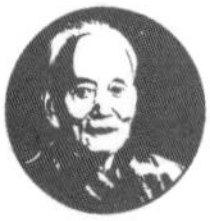

十一、足少阳胆经

起于目外眦（瞳子髎穴），向上到达额角部（颔厌穴），再下行至耳后（完骨穴），经额部至眉上（阳白穴），又向后折至风池穴，沿颈下行至肩上，左右交会于大椎穴，前行入缺盆。

耳部的支脉：从耳后进入耳中，出走耳前，到目外眦后方。

外眦部的支脉：从目外眦处分出，下走大迎，会合于手少阳经到达目眶下，下行经颊车，由颈部向下会合前脉于缺盆，然后向下进入胸中，通过膈肌，络肝，属胆，沿着胁肋内，出于少腹两侧腹股沟动脉部，经过外阴部毛际，横行入髋关节部（环跳穴）。

缺盆部直行的脉：下行腋部，沿着侧胸部，经过季肋，向下会合支脉于髋关节部环跳穴处，再向下沿着大腿的外侧，出于膝外侧，下行经腓骨前面，直下到达腓骨下段，再下到外踝的前面，沿足背部，进入足第4趾外侧端（窍阴穴）。

足背部支脉：从足背（足临泣穴）处分出，沿着第1、2跖骨之间，出于大趾端，穿过趾甲，回过来到趾甲后的丛毛处，与足厥阴肝经相接。

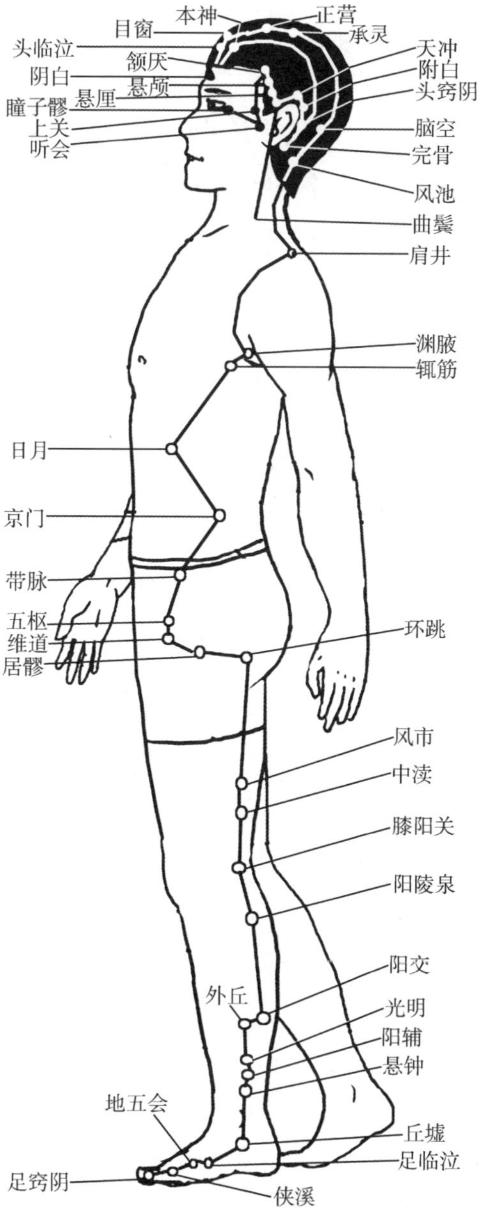

附录：2－11　足少阳胆经腧穴图

十二、足厥阴肝经

起于足大趾上丛毛处，沿着足跗部向上，经过内踝前1寸处（中封穴），向上沿胫骨内缘，至内踝上8寸处交出于足太阴经的后面；上行膝内侧，沿着大腿内侧中线，进入阴毛中，绕阴部，上达小腹，挟胃旁，属肝，联络胆腑，向上通过膈肌，分部于胁肋，沿着喉咙的后面；向上进入鼻咽部，连接于“目系”（眼球连系于脑的部位），向上出于前额，与督脉会合于巅顶。

目系的支脉：从目系分出，下行颊里，环绕唇内。

肝脏部的支脉：从肝分出，通过膈肌，向上流注于肺，与手太阴肺经相接。

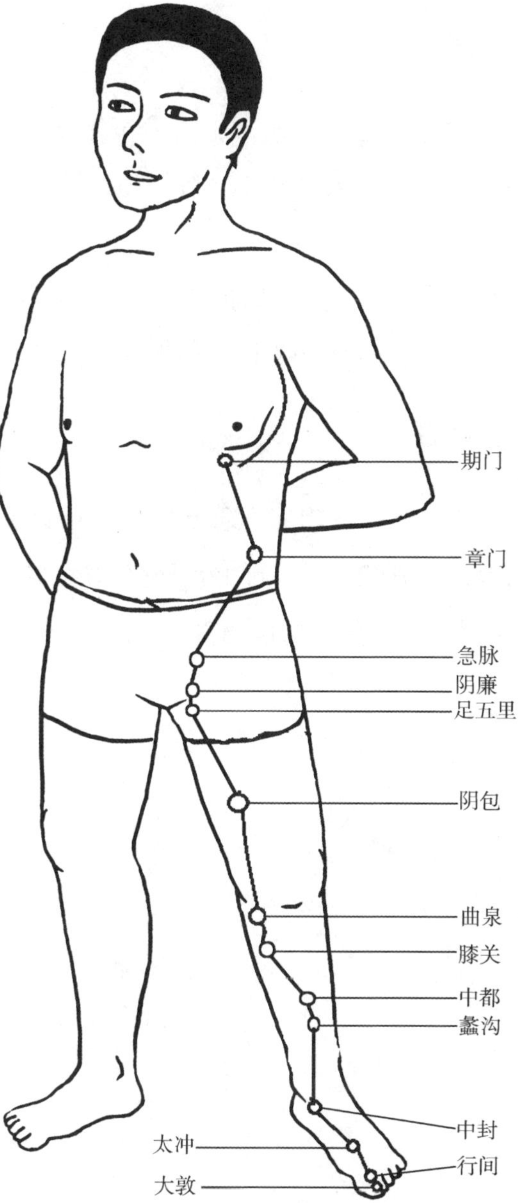

附录：2－12　足厥阳肝经腧穴图

十三、督脉

起于小腹内，下出于会阴部，向后至尾骶部（长强穴），沿脊柱上行，上达项后风府穴，上行巅顶，沿前额下行至鼻，过人中，止于上齿龈。

分支：从小腹内部直上，贯脐中央，上贯心至喉部向上至下颌部，环绕口唇向上至两眼下部中央。

十四、任脉

起于小腹内，下出会阴部，向上行于阴毛部，沿腹内，向上经过关元等穴，到达咽喉，再上行环绕口唇，经过面部，进入目眶下（承泣穴），交于足阳明胃经。

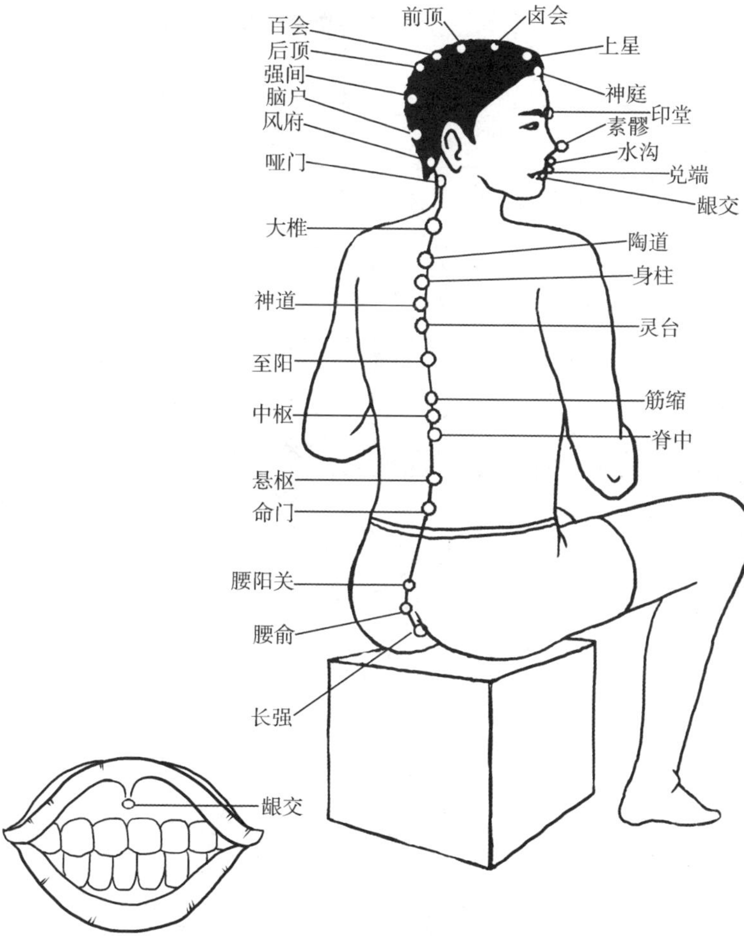
前顶
囟会
百会
上星
后顶
强间
神庭
脑户
印堂
风府
素髎
水沟
哑门
兑端
龈交
大椎
陶道
身柱
神道
灵台
至阳
筋缩
中枢
脊中
悬枢
命门
腰阳关
腰俞
长强
龈交

附录：2－13　督脉腧穴图

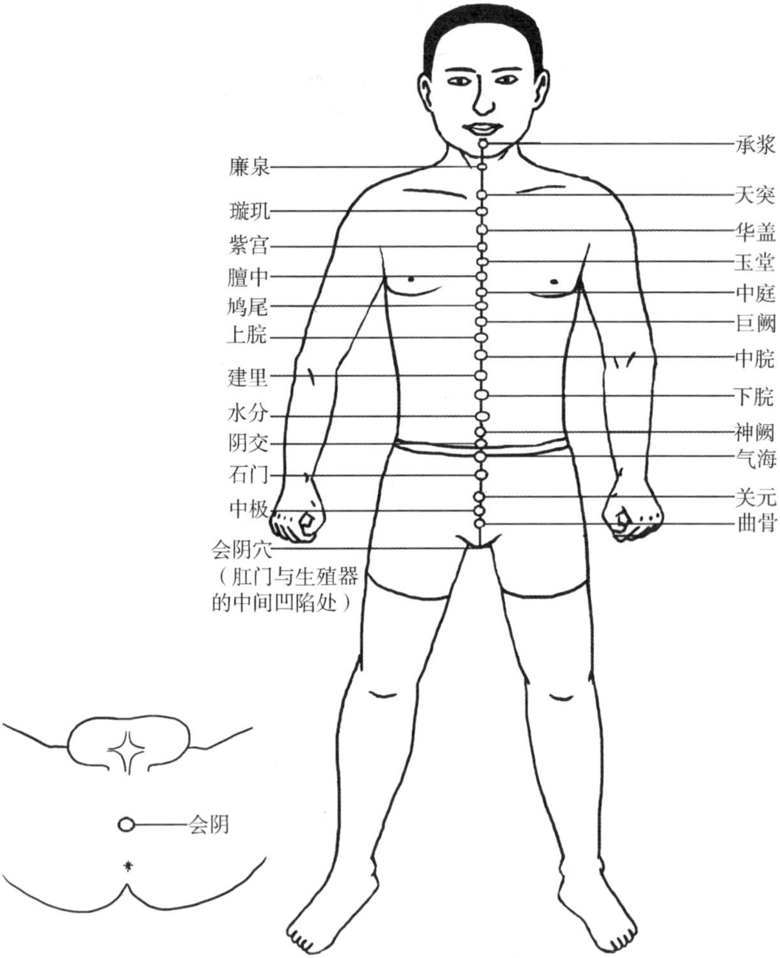
承浆
廉泉
天突
璇玑
华盖
紫宫
玉堂
膻中
中庭
鸠尾
巨阙
上脘
中脘
建里
下脘
水分
神阙
阴交
气海
石门
关元
中极
曲骨
会阴穴
（肛门与生殖器
的中间凹陷处）
会阴

附录：2－14　任脉腧穴图

附录3　教学计划

学时分配（6学时/天×4周×5天=120学时）

章	学习内容	学习方式	学习要求	学时
前言	刘氏圈疗的历史和发展	理论教学	了解刘氏圈疗的历史和发展	2
第一章 绪论	刘氏圈疗及揉、灸、贴三步法简介	理论教学	掌握刘氏圈疗、三步法的基本概念及二者的关系	1
	刘氏圈疗三步法 核心理念	理论教学	掌握三步法6大核心理念	2
	刘氏圈疗三步法作用机理、适应证	理论教学	掌握刘氏圈疗三步法作用机理、适应证	1
第二章 刘氏揉术	传统中医推拿按摩机理的现代研究 刘氏揉术内涵与特色	理论教学	了解传统中医推拿按摩的作用机理； 掌握刘氏揉术内涵与特色	3
	揉术操作前准备	理论教学 实践操作	掌握揉术操作前准备的主要内容，并能熟练操作	1
	揉术基本手法	理论教学 实践操作	掌握揉术6大基本手法要点，并能熟练操作	6
	头面部揉术	理论教学 实践操作	掌握8大点位的头面部揉术要点；熟练运用揉术基本手法	8

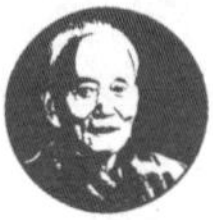

续表

章	学习内容	学习方式	学习要求	学时
	上肢及躯干上部揉术	理论教学 实践操作	掌握9大上肢点位的揉术要点；熟练运用揉术基本手法	9
	腹部揉术	理论教学 实践操作	掌握腹部揉术要点；熟练运用揉术基本手法	3
	下肢揉术	理论教学 实践操作	掌握9大下肢点位的揉术要点；熟练运用揉术基本手法	9
	揉术禁忌证、常见问题处理及注意事项	理论教学	掌握揉术禁忌证、常见问题处理及注意事项	1
第三章 刘氏梅花香灸法	刘氏圈疗梅花香灸法内涵与特色 香灸法材料与器具	理论教学 器具演示	掌握刘氏圈疗梅花香灸法的内涵与特色；掌握香灸法材料与器具	1
	香灸适用范围 香灸操作前准备	理论教学	掌握香灸的适用范围；掌握香灸的操作前准备	1
	香灸基本操作方法	理论教学 实践操作	掌握香灸基本持香手法、香灸手法等操作方法的要点，并能在基本点位上熟练操作	30
	香灸效果判断依据	理论教学	掌握香灸效果的判断方法	2
	香灸禁忌证	理论教学	掌握香灸禁忌证	1
	香灸好转反应及处理 香灸注意事项	理论教学	掌握香灸的好转反应及处理；掌握香灸的注意事项	1
第四章 刘氏自制药膏贴敷法	刘氏自制药膏内涵与特点 自制药膏和麻纸的特点	理论教学	掌握刘氏自制药膏的内涵与特点；掌握刘氏自制药膏和麻纸的特点	1